DE LA

DÉGÉNÉRESCENCE

PHYSIQUE ET MORALE

DE L'ESPÈCE HUMAINE

DÉTERMINÉE

PAR LE VACCIN

PAR

LE Dr VERDÉ-DELISLE

Quò natura vergit.

PARIS

CHARPENTIER, LIBRAIRE-ÉDITEUR

39, RUE DE L'UNIVERSITÉ

1855

DE LA

DÉGÉNÉRESCENCE

PHYSIQUE ET MORALE

DE L'ESPÈCE HUMAINE

DÉTERMINÉE

PAR LE VACCIN

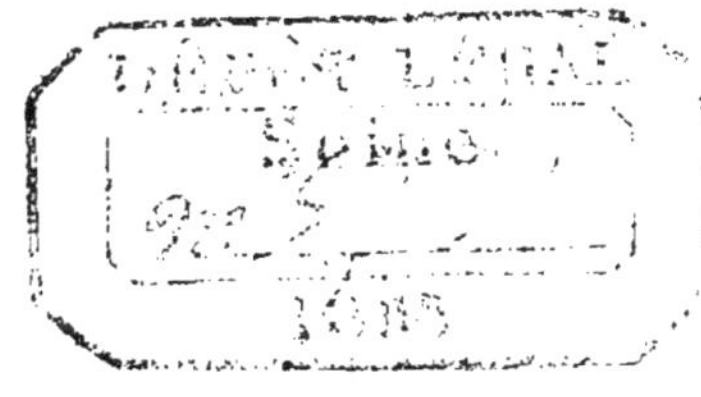

Paris. — Imprimerie de Gustave GRATIOT, 30, rue Mazarine.

DE LA

DÉGÉNÉRESCENCE

PHYSIQUE ET MORALE

DE L'ESPÈCE HUMAINE

DÉTERMINÉE

PAR LE VACCIN

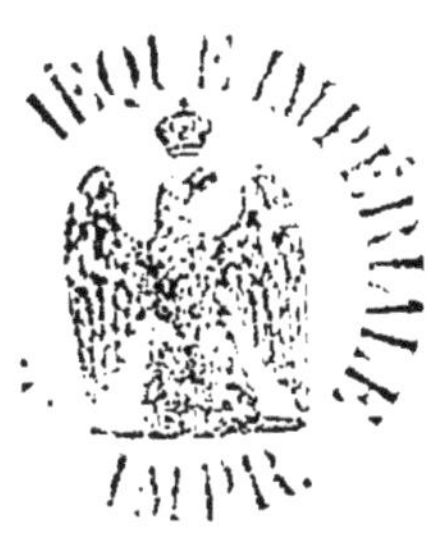

PAR

LE Dr VERDÉ-DELISLE

Quò natura vergit.

PARIS

CHARPENTIER, LIBRAIRE-ÉDITEUR

39, RUE DE L'UNIVERSITÉ

1855

PRÉFACE.

L'espèce humaine dégénère : aux puissantes races des siècles passés a succédé une génération petite, maigre, chétive, chauve, myope, dont le caractère est triste, l'imagination sèche, l'esprit pauvre.

Vainement les gouvernements de tous les pays poursuivent l'œuvre de son amélioration physique et morale avec la plus louable, la plus admirable sollicitude. L'espèce est malingre ; la nature semble avoir été arrêtée dans sa marche, et n'avoir pas acquis tout son développement.

La génération actuelle est en proie à des maladies nouvelles, et nombre d'anciennes sont devenues beaucoup plus fréquentes, plus graves, plus meurtrières.

Les facultés intellectuelles ont subi les conséquences de cette désorganisation.

Les efforts des gouvernements sont inutiles,

le progrès est paralysé : il y a un mal radical que personne ne voit, que personne ne veut voir.

Remontons enfin à l'origine : la cause unique de ce désastre multiple,

C'EST LE VACCIN.

Le mode d'action du vaccin, que les propagateurs ont exposé de la façon la plus bizarre et la plus variée, mais qu'ils ont toujours ignoré, nous l'exposons, preuves en mains.

Ces conséquences que les inventeurs de la vaccine n'ont pas su prévoir, sur lesquelles les continuateurs tiennent à fermer les yeux, nous les exposons dans leur désolante multiplicité.

Découvrir l'origine du mal, c'est montrer du doigt le moyen unique d'en arrêter le progrès aujourd'hui, d'en préserver les générations à l'avenir.

En somme, nous croyons donner le dernier mot d'une invention imprudente, qui déjà, trois générations durant, a pesé de la façon la plus cruelle sur toute l'espèce humaine.

La doctrine est étrange, et surtout difficile à faire accepter aux prétentions du dix-neuvième siècle : conseiller à une science de revenir sur ses pas, de remonter de soixante ans en arrière !

Les vaccinateurs résisteront donc sans nul

doute; ils ont pour eux soixante ans de pratique, funeste, il est vrai, mais officielle, l'admiration moutonnière des Académies; ils ont, parmi nos confrères, la routine, — dans les familles, l'usage.

Nous aurons pour nous les hommes d'intelligence, les médecins érudits, avides de science, qui lisent et étudient sans préjugés; nous aurons pour nous tout homme qui réfléchit.

Ce livre s'adresse aux Académies, aux médecins, et aussi aux gens du monde.

Car il est un certain nombre d'hommes de science, les uns ignorants, les autres parfois fort éclairés dont la logique instinctivement têtue et méthodiquement contradictoire, résiste par principe à toute assertion nouvelle, à toute idée en opposition avec les idées reçues.

Cette classe, toujours trop nombreuse, s'empare de la confiance publique, s'appuie sur la durée des erreurs, sinon pour les propager encore, au moins pour les maintenir en dépit du progrès de la raison. Ils se font un mérite de mettre dans leur décision une maturité imposante et vaine, parfois perfide; ils opposent à des recherches nouvelles une barrière que la conscience publique a souvent grand'peine à renverser.

Or, la question est assez grave, intéresse assez

la santé et la vie de tous, l'avenir de l'humanité tout entière pour que nous ayons cru devoir appeler, cette fois, non-seulement les hommes de l'art, comme nous l'avons fait dans le traité que nous avons publié en 1839, mais tout le monde à juger le débat.

Nous avons donc, tout en démontrant rigoureusement et minutieusement notre thèse au point de vue philosophique et au point de vue médical, écarté autant que possible le style spécial qui est d'usage ordinaire à la science.

Afin d'être lu, nous avons tenu à être court : nous avions recueilli une série d'observations et de documents suffisant à remplir trois volumes in-octavo ; nous nous sommes courageusement réduit à l'essence même de la doctrine, et n'avons conservé de la masse de nos observations que juste le nombre de faits nécessaires à notre démonstration ; l'expérience journalière des médecins et les souvenirs de tous suppléeront largement au sacrifice que nous avons cru devoir faire.

DE LA

DÉGÉNÉRESCENCE

PHYSIQUE ET MORALE

DE L'ESPÈCE HUMAINE.

LIVRE PREMIER

CONSIDÉRATIONS GÉNÉRALES.

Aujourd'hui personne ne peut être admis ni dans l'armée, ni dans une école militaire ou civile appartenant à l'État, ni au collége, ni dans les couvents, ni dans le moindre pensionnat élémentaire, ni dans la salle d'asile, ni même dans une crèche, sans subir l'épreuve du vaccin, c'est-à-dire que personne ne peut échapper au virus de Jenner. Aujourd'hui, tout le monde est vacciné.

La vaccine, acceptée comme dogme par toutes les académies de médecine, est donc devenue une loi de l'État.

En sollicitant et en obtenant une pareille loi, les académies assumaient une bien grave responsabilité. Le croira-t-on ? Nous ne craignons pas de le dire, elles ont agi avec légèreté. Entraînées par le caractère merveilleux de la découverte de Jenner, elles n'ont pas attendu les effets de l'expérience.

Il fallait au moins quarante ans pour pouvoir se

traiter comme tel quiconque ne subit pas l'épreuve ordonnée ;

Avant même de compromettre son infaillibilité en émettant seulement une opinion officielle sur la question du vaccin ;

Elle devait faire les expériences suivantes que commandait le simple bon sens :

Prendre sur une vaste échelle des enfants de même famille, nés dans des conditions pareilles, vacciner les uns, laisser agir la nature chez les autres ;

Dès lors, suivre et comparer le développement de l'organisme chez les individus désormais dans des conditions parfaitement différentes ;

Observer les maladies qui, pendant les vingt-cinq premières années, frappent les uns et les autres sujets, reconnaître de part et d'autre le caractère particulier de ces maladies et en rechercher comparativement les origines constitutionnelles ou pathologiques ;

Enfin suivre avec soin les changements survenus dans la constitution *physique et morale* des sujets sous l'influence de cette inoculation ; en un mot, comparer la constitution altérée par l'art et celle dont on n'a point comprimé l'essor naturel.

Elle ne l'a pas fait : aveuglément elle a vacciné tout le monde.

Et maintenant voyez cette génération inerte, rachitique, frappée en naissant d'impuissance et de vieillesse.

Prenez-la dès le collége, froide, en proie à une paresse triste, sans enthousiasme, sans entraînement, même pour le jeu ; pauvres enfants, qui n'admettent que la malice paisible, pour qui l'espièglerie est trop gaie, l'exercice trop fatiguant.

Pour toute récréation, ils promènent à pas comptés un masque plutôt sénile que sérieux ; ennuyés et ennuyeux, ils arrivent à tuer le temps dans des causeries où les calculs de la vanité et de la cupidité ont certes déjà plus de part que les chaudes rêveries de l'imagination et du cœur.

Vainement les maîtres s'efforcent de secouer cette torpeur : ils en viennent, extrémité curieuse ! à offrir des primes au jeu, à s'y mêler eux-mêmes pour donner l'élan sans pouvoir galvaniser cette pauvre espèce dont la séve est étouffée dans le germe.

En désespoir, on a introduit la Gymnastique afin de pouvoir au moins exiger, à époques fixes, un peu de ce mouvement indispensable à la santé ; on a dû imposer ainsi comme un travail, avec ses professeurs, ses peines et ses récompenses, cette activité qu'autrefois on était obligé de modérer et qui, par la sage prévoyance de la nature, était en même temps l'instinct et le plaisir, en somme, le caractère heureux de l'enfance.

Suivez-les dans l'adolescence, dans la jeunesse ; ils ont vingt ans, ils ne dansent plus, disent-ils ; à vrai dire, ils n'ont jamais dansé.

Ils prétendent raisonner. Autrefois on était jeune : il y avait alors une telle exubérance de jeunesse et de verve que, comme un torrent que rien ne peut contenir, elle s'échappait en mille boutades, en mille générosités, en mille folies.

Et à côté de cette énergie pour le plaisir, quelle

ambition énergique ! comme le démon les tourmentait ! quel feu, quelles passions ! Il y avait alors des vocations irrésistibles.

Aujourd'hui nul goût, nulle volonté, nul entraînement; un niveau fatal semble avoir passé sur toutes les organisations; la taille est petite, la constitution grêle, la volonté énervée, le cœur égoïste, l'esprit pauvre.

Rappelez-vous nos pères, la forte race de l'empire, cette nature puissante, ces hommes de granit, ces beaux grenadiers de la Garde, grands comme l'armure de François Ier, ils sont encore bien près de nous, et pourtant, en nous regardant aujourd'hui, il est bien difficile de ne pas croire qu'ils appartiennent aux âges héroïques.

Aujourd'hui les compagnies d'hommes de cinq pieds six pouces appartiennent à l'histoire [1].

Nos casques et nos cuirasses n'ont pas le poids, les casques et les cuirasses de l'empire sont au musée d'Artillerie.

La dégénérescence est-elle assez évidente ? est-il permis de discuter ?

Eh bien ! cherchez la cause; demandez compte, comme on l'a fait, de cet amoindrissement de l'espèce, à la dissolution des mœurs, aux guerres de l'empire, qui dévoraient les plus beaux hommes.

Tout cela n'est pas sérieux; la guerre, dites-vous ? Mais outre les hommes vigoureux, bien construits que

[1] Cette année la garde impériale a dû abaisser de trois centimètres la taille de ses soldats, et il faut bien l'avouer, ce sont encore nos hommes d'élite.

la conscription a épargnés, les armistices, les congés ont permis à nombre de héros, à nombre de colosses de faire souche ; et il est facile de constater du reste que la génération de l'empire, en sa qualité de *premier quartier* de la vaccine, premier quartier non pas de noblesse, mais bien de dégénérescence, fut certes supérieure à sa descendance actuelle.

Maintenant, quant au libertinage, nous vous répondrons que nous ne sommes pas plus dissolus que nos aïeux; qu'ils sont encore nos maîtres en ces sortes de hardiesses, et que leur ombre, si elle a gardé le souvenir des audacieuses fantaisies, de la puissance et des imprudences herculéennes du temps de la régence et de l'empire, doit avoir grand'pitié de nos pauvres orgies, qui se traduisent en fumée, et de notre petit travail.

Suivez, sous toutes les formes, les idées rétrécies de cette génération; voyez-la renfermée dans ses petits réduits : un appartement complet tiendrait au large dans la salle à manger d'un de nos ancêtres; voyez ces petites habitations, ces petites chambres, ces petits salons, enfin tout cet ensemble d'architecture faite pour des esprits étroits, des goûts mesquins, des poitrines sans souffle, architecture lilliputienne où vous auriez vainement tenté d'étreindre la haute taille, d'étouffer la large poitrine, les puissants poumons de la race éteinte.

Remarquez-le, cela est curieux, ce sont les mêmes idées, les mêmes habitudes, la même vie, les mêmes tentatives qu'au siècle passé, les proportions seules ont changé; considérez-nous, on croirait voir l'époque qui nous précède, on croirait la voir, mais par le gros bout de la lorgnette.

Nous ne voulons pas entrer dans des questions irritantes, contestées, et qui, du reste, ne nous appartiennent pas ; nous ne voulons pas nous fourvoyer au milieu des écoles en présence ; non-seulement nous ne prétendrons pas décider, nous ne nous permettrons pas même de discuter la question du progrès ou de la décadence des lettres, des arts, des sciences ; le texte devient trop délicat : des noms seuls et des noms de personnages vivants feraient le fonds du débat.

Nous serions obligé de dire : telle invention, par exemple, est admirable, les résultats en sont merveilleux ; soit, mais c'est une découverte du siècle passé, que les vaccinés d'aujourd'hui, réduits à l'habileté, ont eu l'art d'appliquer ; tel progrès que la science a fait est au-dessus de tout éloge ; sans doute, mais il est dû à un des membres encore aujourd'hui survivant de cette génération qui, nous précédant de quelques années seulement, a eu le bonheur d'échapper au virus de Jenner.

Nous serions obligé enfin de constater quelques notables exceptions qui, sans infirmer notre thèse, feraient ressortir simplement la supériorité de certaines natures à qui il est permis de tout braver, même le vaccin [1].

Nous le répétons, nous ne voulons pas entrer

[1] Les auteurs anciens du reste avaient observé qu'un tiers environ des individus sont naturellement exempts de la petite vérole.

dans des questions qui ne nous appartiennent pas; toutefois, il est impossible de ne pas remarquer un fait bien notable aujourd'hui en notre littérature. Si la période de 1830 nous a montré quelques-unes de ces exceptions remarquables dont nous parlions à propos de la science, il faut bien constater que les exceptions s'arrêtent là; le second quartier de la vaccine est certes moins heureux : nous en sommes encore à la période de 1830.

Non-seulement à une époque où il est si facile de faire ses preuves, nous n'avons pas vu sortir une pléïade d'hommes de talent suffisante pour constituer une nouvelle période, comme il est d'usage tous les vingt-cinq ans, mais même les tentatives sérieuses ont été fort rares.

L'instruction, aujourd'hui plus répandue que jamais, en mettant *le métier* à la portée de tout le monde, a fait ressortir plus encore l'impuissance de la génération nouvelle.

Après Voltaire, après Beaumarchais, après Mirabeau, après Royer-Collard, Châteaubriand, Lamennais, Béranger, à côté des Guizot, des Villemain, des Lamartine, des Arago, des Dumas, des Thiers, des Hugo, des Balzac, des Musset et de quelques autres encore que nous pourrions citer, elle nous a donné le triste spectacle d'une foule de petits personnages qui ne peuvent élever leur présomption plus haut que la collaboration et la critique.

Il en est de même partout; l'Angleterre ne trouve pas qui lui remplace ni Shakespeare, ni Milton, ni Byron; elle n'a même plus ni un Sheridan, ni un

Dryden quelconque ; son éloquence parlementaire s'arrête à la pléïade contemporaine de lord Palmerston.

L'Allemagne n'a plus ni Klopstock, ni Schiller, ni Gœthe ; elle s'est arrêtée à Jean-Paul. L'école philosophique s'agite, mais dans des voies déjà tracées, dans des sentiers battus, l'école critique de la synthèse est tombée à l'analyse.

Le métier, toujours le métier ! Plus d'hommes de génie, mais des procédés à la portée de tout le monde. En musique, à défaut des Gluck, des Mozart, des Haydn, des Beethoven, des Rossini, des Herold, des Boïeldieu et des Auber, le métier nous donne les nombreux arrangeurs. En peinture, après les Rubens, les Van-Dick, les Paul Véronèse, les Murillo, les Vélasquez, les Prud'hon, les Gros, il nous fait tomber sans transition de la puissance de Géricault à la patience de Meissonnier.

La jeune Médecine, sans faire un pas, s'épuise en systèmes, se traîne à la suite de tous les charlatanismes, substitue la divagation au progrès et tend de jour en jour à faire dégénérer une science à laquelle chaque siècle, jusqu'ici, avait apporté sa part de grandeur et de certitude.

La dégénérescence a lieu sous toutes les formes. Le caractère même a été atteint. La gaieté, cette vieille et franche gaieté de nos pères, qu'il est permis à une génération froidement vicieuse de railler, cette gaieté, conséquence naturelle et, du reste, complément indispensable du bien-être physique, cette gaieté n'est plus.

Aujourd'hui on prétend être sérieux ; tout simplement on est grave et ennuyé.

En face de cette impuissance qu'ils sont obligés de reconnaître eux-mêmes, ils désespèrent, et ne songent qu'à la voiler; ils suivent le conseil de Larochefoucauld, ils sont graves : « La gravité est un mystère du « corps inventé pour cacher les défauts de l'esprit. »

A un mal, ils en ajoutent un autre ; ils compliquent le premier empoisonnement, ils fument pour avoir l'air de penser.

Nous ne voulons pas louer outre mesure le temps passé, les salons d'autrefois ; il est pourtant permis de regretter ce respect de soi-même et des autres, cette recherche excessive du bon ton, ce sentiment exquis de la bonne compagnie et surtout ce soin enthousiaste des femmes qui, en adoucissant les formes, en modérant le caractère, en assouplissant l'esprit, a valu à la France cette réputation de politesse, de goût, et de suprême élégance aujourd'hui passée à l'étranger.

Suivez, suivez tous les accidents de cette dégénérescence; quoique tous dus à un principe unique, ils sont variés, tristement variés.

L'abâtardissement n'est pas uniforme, il y a des variétés de victimes ; mais quant à l'ensemble, le niveau va s'abaissant, cela est positif. Voyez où nous marchons, regardez le chemin déjà fait, songez à ce que sera le troisième quartier de la vaccine.

Ætas parentum, pejor avis tulit
Nos nequiores, mox daturos
Progeniem vitiosiorem.

C'est-à-dire que si la nature, plus forte que la prétendue raison humaine, n'arrivait souvent par bonheur à l'emporter sur la résistance du vaccin en développant quand même la petite vérole, il est de toute évidence que le monde, à quelques générations d'ici, tomberait au dernier échelon de la dégradation physique et morale.

Les faits de dégénérescence sont évidents ; on n'avait point attendu notre dissertation pour remarquer et déplorer cet amoindrissement de la race ; et depuis longtemps déjà on cherchait la cause.

En effet, quoi de plus extraordinaire? Chaque jour les conditions de l'existence générale deviennent meilleures ; les gouvernements de tous les pays, en particulier le gouvernement français, ne reculent devant aucun sacrifice quand il s'agit d'apporter une amélioration à l'hygiène, et pourtant la race dégénère.

Le travail est moins pénible, la durée en est sagement limitée. Une active surveillance rend la nourriture plus saine ; la grande voirie montre une activité incessante ; partout les miasmes malsains sont éloignés des grands centres de population, les industries insalubres, tous les amas pestilentiels sont écartés des habitations ; les rues sont élargies, les eaux s'écoulent facilement, les égouts sont nombreux, les logements ont les dimensions exigées par la loi ; il y a de l'air partout.

En un mot, l'hygiène, sans être arrivée au rare degré de perfection que rêve et atteindra notre gouvernement, a fait depuis quelques années des progrès immenses ; et pourtant la race dégénère.

Une si rare sollicitude, tant de soins sont perdus; la race est maigre, étiolée, maladive.

Les exemptions du service militaire pour faiblesse de constitution ont pris des proportions de plus en plus considérables; aujourd'hui le chiffre en est énorme, comme nous allons le montrer par les tableaux du ministère de la guerre. La race avorte; c'est officiel.

En effet, à quoi bon l'air? Les pores de la peau sont oblitérés, les poumons sont tuberculisés. A quoi bon la nourriture saine? à quoi bon préserver l'économie des miasmes pestilentiels? La corruption est à l'intérieur; c'est là qu'est le siége du mal. A quoi bon les agents externes, puisque le vaccin a fermé tout accès. A quoi bon l'hygiène, puisque le vaccin est entre elle et l'organisme?

En face de ce tableau, qui semble triste, qu'on ne nous accuse pas de paradoxe; nous n'avons rien imaginé, nous avons seulement observé et déduit les conséquences de trente années d'observations et de recherches.

Nous avons même compulsé tous les registres des hôpitaux, au Bureau central, afin de reconnaître les maladies dont le nombre avait augmenté ou diminué depuis l'introduction du vaccin; les lacunes que nous avons rencontrées ne nous ont pas permis de mener à fin un travail qui n'aurait pas été d'une scrupuleuse exactitude, mais au moins il ressort pour nous de cette recherche un aperçu d'ensemble qui vient corroborer notre expérience personnelle et les traditions de la pratique générale.

Nous avons fait en outre au ministère de la guerre la statistique des jeunes gens exemptés pour cause de maladies, de faiblesse de constitution, ou défaut de taille; les documents antérieurs à 1816 manquent : nous avons pris depuis cette époque jusqu'en 1851.

RÉCAPITULATION

Des cas d'exemption de la conscription pour cause de défaut de taille ou d'infirmités, depuis 1816 *jusqu'en* 1851.

(Tirée des comptes rendus sur le recrutement du ministère de la guerre.)

ANNÉES.	NOMBRE DES jeunes gens faisant partie du contingent.	RÉFORMÉS POUR infirmités ou défaut de taille.	ANNÉES.	NOMBRE DES jeunes gens faisant partie du contingent.	RÉFORMÉS POUR infirmités ou défaut de taille.
1816	280,996	30,099	1834	326,298	62,782
1817	298,202	32,052	1835	309,376	63,449
1818	309,194	38,324	1836	309,516	68,631
1819	307,708	43,427	1837	294,621	68,708
1820	288,828	40,912	1838	287,311	65,083
1821	279,227	44,995	1839	314,521	70,515
1822	274,740	43,994	1840	300,717	67,931
1823	266,334	44,660	1841	300,822	67,632
1824	275,964	61,747	1842	304,222	71,610
1825	296,566	63,379	1843	304,998	71,294
1826	283,376	67,513	1844	308,900	66,365
1827	283,822	66,562	1845	300,775	65,586
1828	282,985	66,946	1846	307,091	67,216
1829	294,975	64,447	1847	304,905	55,652
1830	294,593	54,779	1848	305,186	55,652
1831	295,978	63,466	1849	305,802	61,008
1832	277,477	58,870	1850	304,591	60,947
1833	285,805	63,253	1851	306,161	58,659

Or, ce tableau suffit à notre démonstration, puisque ce n'est qu'à partir de 1822 ou 1823 que les premiers sujets vaccinés ont dû être appelés sous les drapeaux ; le commentaire est inutile : ce sont des chiffres.

Si l'Académie avait fait les expériences dont nous avons parlé au début, non-seulement elle aurait vu se produire, sur une échelle suffisante, cette dégénérescence dont nous venons de démontrer l'ensemble désastreux, mais même elle aurait pu suivre pas à pas l'action funeste du vaccin sur l'organisme, voir graduellement se développer toutes les conséquences pathologiques, tous les fléaux issus plus ou moins directement, mais régulièrement de cette triste expérimentation.

Elle aurait vu :

Dès le second ou le troisième jour de l'inoculation du virus-vaccin, s'opérer, sous une légère influence fébrile, un changement très-notable dans le *facies* de l'enfant; elle aurait vu s'effacer cette teinte vermeille donnée par la nature, puis se produire et persister assez longtemps un teint mat, jaune, plombé ; elle aurait vu s'affaisser légèrement la tension des joues, et les yeux se cerner ;

Elle aurait déjà pu, à ces premiers signes, reconnaître une action immédiate du vaccin sur la peau et sur la partie superficielle de la circulation capillaire ;

Elle aurait vu enfin chez ces enfants la perte de la gaieté, et une espèce d'anéantissement.

Plus tard, observant toujours le développement parallèle des sujets dans les conditions posées par l'expérimentation, elle aurait eu à observer des cas nombreux de scrofules; et elle aurait déjà compris qu'ils ne peuvent être dus qu'à l'engorgement des ganglions par cette exubérance de lymphe, nécessaire sans doute à l'enfance, mais que, grâce à la merveilleuse prévoyance de la nature, la petite vérole était chargée de rejeter au dehors pour en débarrasser l'économie lors du passage de l'enfance à l'état adulte.

L'Académie aurait pu reconnaître l'augmentation considérable et toujours croissante des angines dites gangreneuses, du croup, des maladies cancéreuses, des affections de poitrine et particulièrement de la phthisie pulmonaire.

Pour elle, l'origine des tubercules cesserait d'être inexpliquée.

Poursuivant l'expérience, l'Académie aurait pu enfin se rendre compte d'un désastre qui date de plus de trente ans et qu'elle n'a pas encore trouvé moyen de conjurer : elle aurait su pourquoi cette affection terrible, qu'on a confondue jusqu'à présent avec la fièvre typhoïde, est devenue graduellement endémique chez les sujets vaccinés de quinze à vingt ans.

Elle aurait nécessairement vu, en étudiant le caractère spécial de cette maladie, qu'elle n'est autre chose qu'une répercussion, c'est-à-dire un développement interne de la petite vérole, en un mot *une petite vérole retournée.*

L'Académie aurait été effrayée comme nous de cet ensemble de maux s'abattant comme des plaies d'Egypte, sur l'âge le plus intéressant de la vie.

Elle aurait frémi en reconnaissant que, pour supprimer un faible péril dans l'enfance, elle expose plus tard le sujet aux plus terribles désastres, et cela juste au moment où, à travers mille obstacles et mille dangers, au prix de mille sacrifices, la nature et la famille ont accompli leur tâche et croient avoir donné un homme à la société.

Avec quelle terreur l'Académie n'aurait-elle pas suivi l'action du vaccin sur les facultés intellectuelles ! car elle aurait observé que bien souvent le cerveau subit aussi les funestes conséquences du virus.

Or, sans prétendre, comme les matérialistes absolus, attribuer au cerveau seul le principe intellectuel, on ne peut s'empêcher d'admettre, avec les spiritualistes modérés, que le cerveau ne soit au moins pour le principe immatériel de l'intelligence un instrument indispensable ; il faut bien reconnaître que le degré de perfection, de développement ou de santé de cet instrument unique, règle jusqu'à un certain point la puissance et la portée de l'acte intellectuel.

On comprendra alors que, grâce à l'action pathologique du vaccin sur la matière cérébrale, action médiate que nous démontrerons plus loin, on comprendra, dis-je, que le vaccin a dû déterminer une perturbation dans les facultés de l'intelligence, et on consentira peut-être à reconnaître avec nous que *le vaccin a non-seulement entraîné la dégénérescence physique, mais aussi la dégénérescence morale de l'espèce humaine.*

En effet, si pour quelques-uns l'organe est douloureusement frappé jusqu'à la formation du tubercule, jusqu'au ramollissement, jusqu'à la production de la folie ou de l'idiotisme; si, dans bien des cas, l'action pathologique est évidente, on peut concevoir que d'autres individus plus heureux, ou dont la constitution est moins lymphatique, n'échappent pourtant pas complétement à l'action nuisible de cette matière qui, sous forme de petite vérole, devait être expulsée du cerveau; il est impossible que le séjour forcé de cette matière hétérogène n'entrave pas les importantes fonctions de l'organe, et dès lors l'admirable instrument de la pensée devient de toute nécessité moins sain, moins parfait, et voit se réduire dans de notables proportions sa puissance, son activité, sa séve, sa portée.

Du reste, cette épuration du cerveau et de tous les organes par l'éruption variolique est indispensable et salutaire, à ce point que dans les temps antérieurs à la vaccine un fait curieux a été relevé, à savoir : que les individus chez qui la variole produite dans des conditions louables avait rejeté franchement, d'une manière bien énergique, les principes qu'elle a mission d'emporter, et, en quelque façon, avait bien épuré tout l'organisme, ces individus ont montré généralement, soit sous le rapport de la force physique, soit dans l'ordre moral et intellectuel, une supériorité incontestable; tandis que d'autres, chez qui la nature, quoique libre encore des entraves de l'art, ne pouvait, grâce à mille causes étrangères, suivre son cours, ceux-là, dis-je, étaient exposés, quoique dans des conditions moins graves, à tous les accidents que nous signalons comme conséquences du vaccin.

Maintenant que, grâce aux académies, tout le monde doit être vacciné, la calamité est générale.

Ainsi, non-seulement l'Académie n'a rien prévu, mais l'incurie a été telle qu'en présence d'un fait capital se reproduisant régulièrement d'une façon en quelque sorte normale, elle n'a pas consenti à s'émouvoir.

En effet, il est avéré aujourd'hui que dans le cours d'une période qui ne dépasse guère vingt-cinq ans, les sujets vaccinés, dont la constitution est vigoureuse, sont le plus souvent atteints de la petite vérole, c'est-à-dire que la nature révoltée finit par l'emporter sur l'art et parvient à échapper au vaccin.

Ce fait grave, ce seul fait prouvait à n'en pas douter le défaut de la théorie : il en était même la contradiction pure; car, que disent les vaccinateurs : « *Le vaccin détruit le principe de la petite vérole* « ou le cowpox se *substitue* à la variole, etc., etc. »

Vainement ces cas nombreux de petite vérole, frappant sur des sujets vaccinés, alarmèrent les populations, vainement la conscience publique se révolta; l'Académie resta sourde. On insista, les faits se multiplièrent; alors, à bout de dénégations, l'Académie se contenta d'avouer que *le vaccin n'a d'action que pendant un certain laps de temps*, et sans chercher le moins du monde à se rendre compte de ce mode d'action, elle ordonna tout simplement *de revacciner tous les cinq, dix ou quinze ans.*

Ainsi le vaccin n'a d'autre action que de contenir le principe de la petite vérole, de le retenir à l'intérieur de l'organisme au risque des plus graves désordres, et contrairement à toutes les règles de la saine médication qui enjoignent de toujours pousser au dehors, de toujours chasser par tous moyens imaginables les principes malsains; contrairement aux règles du simple bon sens, l'Académie ordonne de renouveler cette action désastreuse, de contenir encore la nature qui, instinctivement, se débarrasse, et, malgré tout, de maintenir dans la place un ennemi bien dangereux et qui ne demande qu'à fuir.

Croira-t-on plus tard à une pareille décision?

Maintenant, à côté des arrêts de l'Académie, qu'il nous soit permis d'exposer le résultat de nos recherches.

Nous avons marché graduellement. Notre première expérience date de trente ans. Nous n'avons pas tout d'abord embrassé comme aujourd'hui d'un seul coup d'œil l'humanité tout entière; nous avons fait tous nos efforts pour procéder selon les lois de la logique la plus rigoureuse; nous avons groupé plusieurs observations avant de déduire une conséquence; nous avons passé de longues années à analyser terre-à-terre l'individu avant de généraliser ambitieusement; enfin nous ne prétendons pas rompre des lances pour des conjectures, mais exposer simplement, comme on va le voir, des faits vrais, précis, incontestables, et tirer nos conclusions les plus irréfutables non pas seulement de nos observations, qu'à la rigueur on pourrait discuter, mais des observations recueillies par nos adversaires eux-mêmes.

Ces observations nous ont conduit à la découverte de l'action réelle du virus-vaccin, puis à la solution bien plus importante encore d'un problème qui, jusqu'à ce jour, a fait le désespoir de la médecine.

Je veux dire qu'il nous a été permis de reconnaître d'abord, et nous le prouverons facilement, à savoir : que la vaccine, bien loin de combattre ou de neutraliser par une action chimique ou thérapeutique de n'importe quelle façon la petite vérole, de se substituer à elle, c'est-à-dire de remplacer une crise quelquefois sérieuse par un mal qui semble plus inoffensif, n'a qu'une action spéciale et qui, en réalité, s'exerce EXCLUSIVEMENT SUR LA PEAU.

Comme conséquence de cette première découverte, nous en sommes venu à expliquer et à combattre un phénomène terrible dont l'art n'avait pu jusqu'ici percer le mystère ni conjurer les effets, je veux parler du *phénomène des tubercules.*

En un mot, il nous a été permis ainsi de reconnaître la cause unique d'un désastre complexe; la médecine actuelle en suit en vain sur tous les points de l'organisme les détails déplorables qu'elle n'a pas songé à grouper.

Enfin, la connaissance exacte de la cause des affections multipliées dont nous avons fait l'énumération, nous a tout naturellement montré le procédé thérapeutique.

Je le sais, je plaide une cause qui doit sembler tout d'abord peu sympathique, la cause de la petite vérole. Je le sais, cette crise est la terreur des mères, terreur trop habilement exagérée, trop longtemps exploitée par les vaccinateurs.

Je viens vous dire : Ce que vous avez considéré comme une maladie affreuse, et qu'il fallait à tout prix éviter, cette crise, dont les symptômes sont effrayants, les accidents parfois graves, ce mal dont vous avez follement rêvé l'extinction, ce mal est tout simplement un admirable travail de la nature, une crise sublime. Je sais qu'avocat, mauvais ou bon, d'une cause excellente, je m'adresse à un auditoire prévenu.

Je viens dire : Il ne faut pas se préserver de la petite vérole ; bien plus, quand elle est venue, loin de la chasser, loin de la combattre, loin de faire avorter ce prétendu mal, il faut l'aider de toutes manières, favoriser, faciliter son entier développement : cela semble un paradoxe cruel, cela est simplement vrai : il faut subir la petite vérole, prévenir les accidents, au moins les neutraliser, *les supprimer si l'on veut par l'inoculation*, mais subir l'épreuve.

On aura peut-être grand'peine à m'écouter ; et pourtant la petite vérole, qu'est-ce donc ? Une crise, un danger et la nature prend son essor. La petite vérole ! Mais la phthisie, mais les affections tuberculeuses, mais les cancers, les humeurs froides, le rachitisme, les maladies de la moelle, mais la fièvre typhoïde! sont-ce donc là, comme la petite vérole, des épouvantails et non des vrais maux terribles, violents, sans remède ?

Ne sont-ils pas mille fois plus cruels, mille fois plus impitoyables que la petite vérole ? Et quand on aura compris la question telle que nous la posons, il faudra se décider à opter et on choisira la petite vérole.

Cela est douloureux, je le sais; mais que dire ? Tel est l'arrêt de la nature.

Les enfants ne souffrent-ils pas aussi parfois dans les convulsions de la dentition ? A-t-on jamais songé à contenir cette pousse, ou plus tard à empêcher ces premières dents de tomber ? Les femmes n'ont-elles pas la menstruation qu'on n'a jamais eu l'idée d'éviter ?

Ce sont là crises naturelles; l'idée n'est jamais venue à personne de les entraver, encore moins d'en débarrasser l'espèce humaine; au contraire, on a toujours fait pour elles ce que nous demandons pour la petite vérole; on les aide; on écarte, on combat avec soin tout ce qui peut les faire avorter ou les supprimer; elles sont inévitables, il n'y a pas même prétexte pour élever un doute sur ce point; elles sont douloureuses, on les subit; la nature a toujours voulu que ses crises, même les plus salutaires, fussent accompagnées de douleurs et de danger. Il faut se résigner.

Seulement, à mesure que nous avançons, la thérapeutique fait des progrès, et les accidents graves deviennent de plus en plus rares.

Il en est, il en sera de même pour la petite vérole, qui, grâce à un traitement bien entendu, peut désormais dans beaucoup de cas être assez bénigne et laisser à peine quelque traces.

Je sais quelles résistances je dois rencontrer, quelles indignations irréfléchies je vais soulever; je sais les antipathies du public; je sais à quel point le préjugé du vaccin flatte sa sécurité; je sais qu'il se résignera difficilement. Je sais qu'une partie du corps médical, l'Académie de médecine seront peu disposés à revenir sur le dogme créé aveuglément, à condamner les articles de foi proclamés officiellement depuis tant d'années. Je sais bien qu'il sera difficile d'obtenir que les comités de vaccine, institués spécialement pour représenter, défendre et propager le principe de cette inoculation, exécutent une volte-face et frappent l'idole dont le culte leur est confié.

Je sais qu'il sera difficile d'obtenir de leur franchise un aveu pénible; je sais qu'ils auront grand'-peine à reconnaître que depuis longues années ils n'ont de bonne foi propagé avec approbation et privilége, avec primes, avec menaces même, rien autre chose qu'un principe de dégénérescence de l'espèce humaine.

Je sais que les corps savants n'aiment pas être dérangés dans leur despotisme; la théorie une fois acceptée de confiance, ils ne demandent qu'à vacciner sans souci. Ce n'est pas chose facile que pénétrer jusqu'à leur religion, et il faut bien du bruit pour éveiller leur sollicitude.

Je le sais; j'aurai contre moi l'intérêt, l'amour-propre, la paresse, l'insouciance, la routine; je le sais.

Mais si l'on ne pouvait dire la vérité quand elle est en opposition absolue avec une opinion généralement admise; si en dépit des faits, en dépit de sa propre raison, on consentait à s'incliner devant un préjugé funeste parce que l'Académie admet et soutient ce préjugé, parce que le gouvernement, animé des plus louables intentions, mais mal informé, lui donne en quelque façon force de loi; si, dis-je, en dépit de sa conscience on n'osait parler, on manquerait à tous les devoirs de sa profession.

Disons-le donc sans détour : une méthode qui promettait merveilles et qui semblait rationnelle devait être accueillie sans doute; mais il ne faut pas éternellement se faire illusion sur une idée spécieuse; on doit l'étudier sérieusement tous les jours, lui demander d'année en année un compte sévère des espérances qu'elle a fait concevoir. Non, il n'est pas permis de renoncer en principe au progrès de notre raison; il est insensé de se prosterner dans l'ornière de la routine.

Depuis longtemps ma conviction est faite. Déjà dans une brochure, en 1839 [1], j'émettais mon opinion, je publiais quelques observations caractéristiques, je jetais les bases de ma théorie; puis j'ai attendu encore que quinze nouvelles années d'é-

[1] *De la petite vérole considérée comme agent thérapeutique des affections scrofuleuses et tuberculeuses, suivi de considérations nouvelles sur la nature de ces maladies et sur les résultats funestes de la vaccine.* In-8, Paris, 1839.

tudes, de recherches, d'observations, d'expérimentation même vinssent, non pas raffermir ma conscience, mais assurer ma voix et donner à ma parole l'autorité qui convient à la mission que je prétends entreprendre.

Certes l'idée de Jenner était spécieuse et avant tout séduisante ; mais si sagace observateur qu'il fut, il ne pouvait à lui seul compléter l'expérience ; il la posa, la commença, sa vie ne devait pas suffire à la suivre. L'idée pouvait être belle, mais il fallait attendre et vérifier. Jenner, sans jamais l'avouer, le comprenait parfaitement ; son opinion sur ce point était si bien arrêtée, que comblé d'éloges, honoré de récompenses nationales, étourdi de gloire, au milieu de l'enthousiasme général, au milieu du délire de vaccination dans lequel il avait bravement jeté le monde, *il se garda de vacciner son propre fils*, *et lui inocula la petite vérole !*

Il fallait observer les conséquences de la vaccine : c'était l'œuvre des successeurs ; ils n'y songèrent pas, trouvèrent plus commode d'exploiter machinalement l'idée sans se rendre compte le moins du monde ni du mode d'action ni des effets.

Pour les besoins du succès, ils ne reculèrent devant aucune exagération, devant aucune assertion mensongère ; une seule question les préoccupait : sauver à tout prix le crédit et la gloire du système qu'ils s'étaient chargés d'exploiter.

Si Jenner revenait au monde, à la vue des maux dont sa découverte est l'origine, certes, il ne pourrait retenir le cri de sa conscience ; certes, il aurait le courage de dire aux médecins, à l'Académie, aux mères :

« Je me suis trompé ; nous nous sommes trompés sur les vertus du vaccin : il ne détruit pas, comme je le supposais, le principe de la petite vérole ; il le concentre, il l'enferme, et cette répercussion donne lieu à des maladies beaucoup plus graves que la petite vérole, puisqu'elles sont presque toujours incurables ou mortelles : la petite vérole est une maladie innée chez l'homme ; ne vaccinez plus, laissez l'enfant payer un impôt auquel rien ne peut le soustraire ; la petite vérole est une dépuration naturelle du sang ; si vous vous opposez à cette élimination de principes malsains, dont nous apportons le germe en naissant, vous condamnez l'individu à des accidents beaucoup plus redoutables que celui que vous cherchez à éviter.

« Ayez confiance dans la nature ; laissez-la agir librement ; nous avons cru la corriger, nous n'avons fait que l'entraver ; mettons un terme, il en est temps, à une expérience désastreuse. Rendons enfin au développement physique et moral de l'homme son essor trop longtemps comprimé, et acceptons l'œuvre de Dieu telle qu'il a voulu qu'elle fût. »

Ce cri de la conscience et de la raison serait-il écouté maintenant ? Je ne sais. Et pourtant je ne puis désespérer du bon sens général.

Peut-être la tâche sera-t-elle rude, mais le ciel ne permettra point qu'elle soit stérile, et je suis convaincu d'avance que lorsqu'elle sera accomplie, personne ne pourra comprendre comment, au dix-neuvième siècle, on a pu tomber, bien plus, persister dans une erreur aussi grossière, erreur à laquelle avait échappé l'enfance de la médecine.

On ne pourra comprendre qu'à une époque où l'on ne parle que de raisonnement, de libre examen, de discussion approfondie, on n'ait cessé de pratiquer de confiance, aveuglément, pendant près de soixante ans, une inoculation capable de porter d'aussi terribles désordres dans l'économie.

Il est temps enfin que la vérité soit connue ; il est temps : le mal gagne tous les jours ; chaque année livre au vaccin des milliers de sujets ; chaque année le vaccin lève la dîme de ce qui reste de force, de santé, d'intelligence à cette race déjà abâtardie.

Le temps des discussions stériles est passé, répétons-le, il est temps ; la dégénérescence avance, tout retard est un désastre ; il faut agir promptement, car sur tous les points du globe, chaque jour on vaccine et on revaccine.

Chaque jour de retard engage une génération de plus.

En effet, comptez tous ces scrofuleux, ces rachitiques, tous ces tuberculeux ; comptez les malheureux qui ont pu échapper aux nombreuses fièvres typhoïdes ; comptez toutes ces existences anormales, tout ce monde épuisé, malsain, atone.

Tous ces malheureux, avant de mourir, font souche, triste souche ; et ces enfants, à qui leurs pères dégénérés ont légué un sang pauvre, dépourvu d'énergie et de séve, ces enfants sont vaccinés! Suivez, suivez la dégradation : ces chétives constitutions, mises aux prises avec le vaccin, produiront donc une nouvelle race qui, elle aussi, sera vaccinée, et ainsi de suite, de génération en génération ?

C'est tout simplement l'expérience de la machine pneumatique : chaque coup de piston enlève la moitié de l'air contenu sous la cloche; au vingtième coup, la quantité qui reste n'est plus mathématiquement appréciable; au vingt-unième, c'est le vide.

Il est curieux de remarquer que depuis soixante ans cette triste expérience agit sur l'homme dans un sens exactement inverse à celui des essais tentés sur les animaux, dont chaque jour on améliore réellement la race. Sans tant demander, l'espèce humaine a bien droit au moins à conserver sa force normale; nous ne demandons pas qu'on cherche, comme quelques médecins anglais, les moyens d'obtenir une race d'hommes de huit pieds, mais au moins qu'on respecte l'œuvre de Dieu et qu'elle reste telle qu'elle a été créée.

Les éleveurs sont bien plus intelligents que les vaccinateurs : ils savent très-bien (les essais ont été assez nombreux) que le vaccin préserve le mouton de la clavelée, le cheval des gourmes; mais ils se gardent de vacciner.

Les chasseurs vaccinent-ils les chiens? et pourtant le vaccin les préserve de la maladie. Ils s'en gardent bien; ils savent que les chiens ainsi sauvés de cette première crise naturelle n'ont plus ni flair, ni jambes, ni aucune des qualités de leur race.

Tous respectent la nature ; aussi toutes les races sont améliorées, la race humaine seule a perdu.

Il en est temps encore, hâtons-nous de revenir à l'Espèce ; ne songeons plus à obtenir de déplorables variétés. Nous ne pouvons rien rêver de meilleur pour l'homme que les conditions normales, primitives, que la nature lui a données.

Voyez les nègres libres, les Tartares ; voyez toutes ces peuplades éloignées encore de la civilisation aussi bien au nord qu'au midi, dans les steppes sauvages de la Russie ou au désert de l'Afrique : ni fièvres typhoïdes, ni phthisie tuberculeuse ; une force herculéenne, des proportions héroïques. En un mot, partout où on retrouve l'homme nature, on retrouve l'Espèce.

Races heureuses ! que menace déjà la civilisation [1]. Fasse le ciel qu'on nous écoute à temps, et qu'on ne laisse pas bientôt toutes les civilisations, comme d'un commun accord aux quatre points cardinaux, jeter dans la dégénérescence générale les derniers types de la race primitive aujourd'hui perdue parmi nous.

[1] Le docteur Baudens nous citait à ce propos la difficulté que les médecins rencontrent pour la propagation du vaccin en Algérie. Les Arabes, tant par fanatisme religieux que par sentiment naturel, montrent une répulsion extrême à cette pratique ; instinctivement, ces pauvres gens défendent encore de leur mieux la pureté de leur race.

LIVRE DEUXIÈME.

DE LA NÉCESSITÉ DE LA PETITE VÉROLE.

Les anciens avaient observé déjà dans la vie humaine un certain nombre de phases. La transition d'une de ces périodes à l'autre est toujours marquée par une crise plus ou moins violente; alors il se produit des changements singuliers dans l'économie animale. Ces époques sont, selon les anciens, des temps de combat où la nature efface, pour ainsi dire, les premières impressions, et leur substitue d'autres caractères devenus nécessaires à l'accomplissement de ses desseins ultérieurs. Ce combat ne peut avoir lieu sans que le corps en éprouve de vives secousses, sans que toutes les fonctions n'en soient momentanément altérées d'une façon notable.

Or, de ces transitions, de ces crises, de ces luttes, la plus grave, mais aussi *la plus indispensable et la plus salutaire, est la petite vérole.*

En effet, quoi que puissent dire les vaccinateurs pour exagérer la crainte qu'inspire cette crise, quoi qu'ils puissent avancer pour faire croire à un accident purement pathologique, il suffit de suivre dans leurs détails les caractères et la marche de la variole pour reconnaître de la façon la plus claire qu'il s'agit simplement d'un tâche inévitable que la nature s'impose, et que tout ce grand mouvement a un but unique, précis, l'expulsion de toutes ces matières qui, si elles étaient maintenues dans l'organisme, deviendraient plus tard le principe des plus terribles maladies qui affligent l'espèce humaine.

De toute évidence la petite vérole n'est pas un accident; on en a fait un mal effrayant, parce qu'on en ignorait le but. Or, tout dans la nature a une raison d'être : la question est là; et cette raison d'être, une fois admise, il n'est plus permis de voir dans le développement de la variole une maladie, mais un grand travail presque physiologique.

En effet, considérez, le scalpel en main, les caractères anatomiques de la pustule; là, on ne trouve pas, nous parlons au point de vue médical, les apparences d'un mal, mais plutôt les signes d'une floraison. Ce n'est point l'abcès, la tumeur dans sa simplicité, c'est une sorte de germe qui en se développant présente à l'examen des détails merveilleux.

Considérez la pustule : lorsqu'elle a atteint son développement, elle est de forme lenticulaire, recouverte d'une pellicule mince et transparente; elle est déprimée au centre; on dirait qu'à l'intérieur un petit pédicule exerce sur le point central une sorte de traction, qui fait ressortir la circonférence en forme de bourrelet.

Quant à la substance interne, elle est d'un blanc bleuâtre, semblable au *caseum* du lait, consistante, et présente la plupart des caractères d'un tubercule en parti dégénéré. Elle est divisée en une foule de petites cellules qui s'étendent du centre à la circonférence; ces cellules renferment et constituent la matière variolique; elles ne communiquent point entre elles, de sorte qu'en perçant la pustule, même quand elle est arrivée à son parfait développement, on ne peut jamais faire sortir la totalité du pus qu'elle contient. On dirait qu'elle est composée de deux matières, l'une tuberculeuse, qui est venue se solidifier et organiser les cloisons intérieures de la pustule, l'autre purement lymphatique. Du reste, pour se faire une idée exacte de la pustule au point de vue de la forme, de la constitution intérieure et même de la consistance, on ne saurait mieux la comparer qu'à un demi-grain de raisin qu'on aurait coupé transversalement et sur la peau duquel on pratiquerait des piqûres. A chaque piqûre, il sortira bien un peu de jus du raisin, mais les petites cloisons présentant une résistance multiple ne permettront pas de vider d'un seul coup la totalité du grain : il en est de même pour la pustule variolique. On le voit, et nous le disions tout à l'heure, la pustule, loin de présenter les tristes apparences des tumeurs purulentes, les symptômes d'un mal pestilentiel, offre au contraire les caractères les plus tranchés, les plus caractéristiques d'un travail organique [1].

[1] M. Gendrin, qui a fait des recherches anatomiques sur la

Cela est si vrai que les vaccinateurs eux-mêmes, lorsqu'ils interrompent leurs théories, se laissent aller parfois à de singuliers aveux.

Ainsi M. Bousquet, une fois, est obligé de décrire la petite vérole; naturellement, dans cette occurrence, il croit devoir la bien regarder, et voici qu'il se met à la suivre en conscience; simple observateur, il oublie un moment le vaccin et le parti pris des vaccinateurs à l'égard de la variole. En présence de cette germination merveilleuse, son imagination et sa raison surprises reconnaissent non plus un mal horrible, mais un travail naturel, une sorte de *floraison :*

« En effet, dit M. Bousquet, on peut comparer la « petite vérole à la végétation des plantes, et cette « comparaison ne manquerait pas de justesse. Non-« seulement la petite vérole naît de semence et four-« nit, avant de s'éteindre, un germe capable de la « reproduire; mais tout ce qui favorise la plante « favorise la petite vérole, et réciproquement tout « ce qui contrarie la plante, contrarie la petite vé-« role. Ainsi le choix de la semence, le choix du sol, « telles sont les premières conditions d'une belle « végétation et d'une belle variole.

« La seule différence est dans la nature du sol qui « reçoit les deux semences. Du reste, la pustule « varioleuse, de même que la plante, grandit et pros-« père au grand jour et à la chaleur; elle languit et « s'étiole lorsqu'elle se trouve privée d'air et de « lumière. Il n'est pas jusqu'aux moyens employés

pustule variolique, a observé, à l'aide d'injections, que pendant l'éruption il y a une très-grande dilatation des capillaires.

« pour fertiliser le sol qui ne puissent entrer dans le « parallèle ; seulement l'engrais n'est pas le même.

« Si j'insiste sur ce rapprochement, ce n'est pas « par un vain jeu de l'esprit, c'est que rien ne me « paraît plus propre à donner une *juste idée de la « variole.* » C'est un aveu sincère et complet.

Les faits deviennent clairs, je crois ; la nature se livre à un grand travail éliminatoire : elle veut se débarrasser de la lymphe surabondante et de matières hétérogènes au sang qui ont été jusqu'alors nécessaires à l'enfance.

Du reste, cela était parfaitement compris de tout temps : personne n'ignore la comparaison ingénieuse que nous devons aux Arabes, les héritiers directs et les continuateurs de la science des Grecs. On se rappelle la théorie originale exposée à ce sujet par Rhazès, le plus célèbre d'entre eux.

« Le sang des enfants du premier au second âge, « dit-il, ressemble à des sucs nouveaux, tel que le « *moût* des raisins, qui n'ont pas encore éprouvé le « mouvement de fermentation propre à leur donner « une parfaite maturité : ils n'ont pas encore été « travaillés.

« Mais le sang des jeunes gens est semblable à « des sucs qui ont déjà fermenté et qui se sont dé-« pouillés de tout ce qu'ils avaient d'étranger, de « toutes les humeurs superflues, comme un vin qui « ayant déjà fermenté s'apaise et reste tranquille « parce qu'il est *fait*.

« La petite vérole survient lorsque le sang fer-« mente et qu'il se délivre de toutes ses humeurs

« superflues, ce qui arrive dans le temps qu'il change « de nature, qu'il passe d'un état à l'autre ; c'est-à- « dire lorsque le sang des enfants qui ressemble au « moût des raisins se convertit en sang des jeunes « gens qui ressemble à un vin en maturité : ainsi on « doit comparer la fermentation de la petite vérole « à celle du moût qui fermente et bouillonne pour « se convertir en vin.

« Il arrive rarement que le tempérament des en- « fants soit tel, qu'il soit possible que ce change- « ment du premier au second état se fasse peu à « peu, insensiblement, au point que l'effervescence « ne soit pas impétueuse et sensible. »

Cette admirable comparaison vaut toutes les théories. Un mot la confirme et la complète. L'inoculation que Rhazès ne connaissait peut-être pas démontre d'une manière évidente que l'intromission du virus variolique dans le sang produit le même effet de fermentation que le levain dans les boissons fermentescibles [1].

Ambroise Paré, *le père de la chirurgie française*, génie consciencieux et prudent, considérait lui aussi la petite vérole comme une maladie congéniale nécessaire à l'homme : il en donne une théorie complète que nous reproduisons tout entière dans sa naïve profondeur. Voici le texte du célèbre chirurgien :

[1] Rhazès insiste beaucoup sur les phénomènes qui se passent dans la poitrine lors de la période d'invasion ; il donne comme signe pathognomonique la douleur dans le dos et dans les reins, que les malades éprouvent au début de la maladie.

« Ce sont, dit-il, de petites pustules qui apparais-
« sent à la superficie du cuir, faites de sang impur
« et autres humeurs vicieuses jetées par la force
« de la vertu expulsive. Les *anciens* tiennent qu'elles
« sont engendrées de quelque reste du sang mens-
« truel duquel l'enfant ayant été nourri au ventre de
« la mère en retient encore après, quelque portion
« et malignité : laquelle en grand chaud ou saison
« australe venant à s'exciter et bouillonner avec tout
« le reste de la masse sanguinaire, s'espand et se
« montre par l'habitude de tout le corps. Qu'il soit
« vray, *on voit peu de personnes qui ne l'aient une*
« *une fois dans leur vie.*

« La petite vérole s'élève en pustules pointues et
« blanchissantes qui contiennent une matière crasse
« et visqueuse, savoir sanguine et pituiteuse, cette
« matière blanchit, puis devient en croûtes; les ma-
« lades ont fièvre continue avec douleur très-grande
« au dos, prurit et démangeaison au nez, aussi dou-
« leur et pesanteur de tête avec vertigine, comme si
« tout tournait, défaillance de cœur, nausées et
« vomissements, mal de gorge, *la voix enrouée*,
« *douleur de poitrine*, *courte haleine*, avec grand
« battement de cœur; davantage ils ont les yeux
« flamboyants, lassitude dans tout le corps, urines
« rouges et troubles, resveries.

« Les pustules se forment sur toutes les parties du
« corps, tant par dehors que par dedans : on voit par
« la dissection des corps qui en sont morts que ladite
« maladie laisse le plus souvent une merveilleuse
« intempérature aux parties du dedans comme au

« foie, à la rate, au larynx, aux poumons, aux in-
« testins dans lesquels on trouve des ulcérations;
« elles laissent principalement au visage des cica-
« trices, à cause des pustules et ulcères qui passant
« la superficie du cuir ont profondé en la chair. »

Après avoir parlé du traitement, il ajoute :

« *Il faut bien se guarder surtout de repousser l'hu-*
« *meur au dedans,* il faut éviter le froid, les laxatifs,
« la saignée et le dormir profond, parce que *telles*
« *choses retirent les humeurs en dedans, et partant,*
« *pourroient interrompre le mouvement de la nature,*
« *laquelle s'efforce de jeter hors ce maling humeur*;
« mais au contraire faut suivre nature là partout où
« elle tend, c'est-à-dire donner issue aux humeurs
« où elle veut faire sa décharge, par remèdes qui
« attirent le venin au dehors, particulièrement quand
« la vertu expultrice est faible et le cuir trop dur et
« resserré, de sorte que l'humeur ne peut être jeté,
« mais *demeure sous le cuir, y faisant petites tubero-*
« *sités.* » (Fièvre typhoïde.)

« Bref, je puis dire *que toutes les apostèmes qui*
« *arrivent aux enfans ayant eu la petite vérole, de*
« *laquelle ils n'auront pas été* PURGÉS A SUFFISANCE
« POUR LA DÉCHARGE DE NATURE *tiennent de la mali-*
« *gnité et vénalité de l'humeur* qui fait lesdites mala-
« dies, et partant, sont fort malaisées à guarir, et
« pour le dire en un mot LA PETITE VÉROLE N'ESTANT
« PAS BIEN PURGÉE CAUSE DIVERS ET FACHEUX ACCI-
« DENS. »

Faut-il commenter l'exposé si complet, si minutieux et pourtant si précis de l'homme éminent que nous venons de citer, pour faire ressortir de quelle façon absolue et sans appel, non pas imaginant une théorie, mais s'appuyant sur l'expérience, il condamne jusque dans les moindres détails et le but et le principe, et jusqu'aux moindres expériences des vaccinateurs [1]?

Il cite les Anciens qu'il connaissait, qu'il avait étudiés sérieusement, qu'il considérait comme des maîtres sûrs; car au temps des Anciens on n'en était point encore aux divagations, aux théories, aux rêves, aux paradoxes brillants ou lucratifs. Quand on s'égarait, on était bien certain de ne pas s'égarer loin, car on se contentait alors de recueillir des faits et des observations, et de les grouper. Mais grâce à cette lenteur prudente et consciencieuse, *tout pas fait en avant était un progrès;* aussi les découvertes, les observations, les dogmes des Anciens resteront éternellement les bases inébranlables de l'art de guérir. Il cite donc Hippocrate et Gallien, et d'après leur expérience, ajoutée à la sienne propre,

[1] Comparons maintenant la sagesse de ces conseils au procédé contraire tenté il y a quelques années à l'hôpital de la Pitié. Pour rendre l'affection moins violente on avait fait placer les lits des sujets atteints de petite vérole dans une salle basse, humide, espèce de cave privée d'air et de lumière; de cette façon on faisait cesser *le développement des pustules, et on arrêtait le travail de la supuration.* Tous les malades qui succombaient dans ces conditions présentaient une énorme tuméfaction de la face et du cou; tous présentaient les caractères évidents d'une encéphalite aigüe, et l'ouverture du corps en montrait tous les signes anatomiques: injection du cerveau, fausses membranes, épanchement de pus et de sérosité, etc.

il ne fait pas doute sur le caractère évidemment *congénial* de la maladie.

Nous n'avons pas besoin de suivre de siècle en siècle la théorie de la variole, qui pendant une longue période resta incontestée. D'Ambroise Paré nous passerons au dix-septième siècle, à Sydenham, dont les succès et surtout la savante méthode ont fait époque dans l'histoire de la médecine. Il ne cessa de ramener les esprits à l'observation de la nature, à l'expérience, à la recherche sérieuse des causes; on l'a surnommé l'*Hippocrate anglais*. Son livre est encore aujourd'hui le meilleur qui ait été fait sur la variole.

Il est curieux de montrer à quel point il approche déjà dans cette question d'une découverte bien importante qu'il semble avoir entrevue.

Il expose sa thèse avec une rare franchise et une excessive bonne foi. Voici le texte même :

« En quoi consiste la petite vérole? dit-il; j'avoue « que je n'en sais rien, et je ne crois pas que per« sonne soit plus instruit que moi sur cela. Il me « semble néanmoins qu'en examinant avec soin les « symptômes, on peut juger qu'elle consiste essen« tiellement dans une inflammation du sang et des « autres humeurs, *une inflammation différente des « autres inflammations*, *et que la nature cherche à « dissiper en digérant et atténuant pendant les deux « ou trois premiers jours les particules enflammées; « ensuite en les poussant à la superficie du corps « pour y former une infinité de petits abcès, au « moyen desquels elle s'en débarrasse entièrement.* »

Et plus bas il ajoute : « La matière virulente qui « produit cette maladie semble être, en effet, d'une « nature âcre et inflammatoire, d'où provient la « douleur, la chaleur, la rougeur, l'enflure, l'éro- « sion et l'ulcération, et aussi d'une autre nature « caustique et putréfactive, en conséquence de « quoi elle détruit, par son mouvement intestin et « subtil, le tissu et l'union des parties et les cor- « rompt. »

On voit avec quelle soin, avec quelle perspicacité Sydenham avait observé la crise de la variole ; un pas de plus, et il reconnaissait la nature précise de la matière variolique ; il avait reconnu le principe, presque la marche du travail d'élimination, les caractères généraux de la matière expulsée : un pas de plus, et il reconnaissait la nature précise de la matière variolique à son point de départ.

Un trait de plus et Sydenham nous préservait de Jenner !

Il sauvait aux générations actuelles soixante ans au moins de dégénérescence et de la plus triste mortalité ; la découverte de Jenner, bien loin d'infester le monde, ne soulevait même pas une discussion, en supposant toutefois que Jenner pût dès lors tenter de faire de la vaccine une découverte pratique.

Toujours est-il facile de voir que, dès lors, le caractère spécial de la petite vérole était avéré. A toutes les périodes de l'histoire de la médecine, tous les hommes de génie, tous les esprits éminents se sont prononcés sur ce point de la manière la plus formelle : *la petite vérole est une crise inévitable, une dépuration naturelle de l'organisme.*

Du moins cela était ainsi depuis les temps les plus reculés jusqu'à la fin du siècle dernier, mais les vaccinateurs ont changé tout cela, et ils ont expliqué la petite vérole d'une façon toute nouvelle. Nous y reviendrons.

Pour le moment, établissons bien ceci : De tout temps, pour les plus savants adeptes de l'art de guérir, en quelque sorte, pour tous les médecins jusqu'au jour où un intérêt spécial fut l'origine d'une opinion nouvelle ; de tout temps, il a été admis que la constitution de l'enfant renferme une certaine quantité d'humeur, de matière hétérogène, une surabondance de lymphe qui, à un moment donné, ne doivent plus séjourner dans l'économie ; de tout temps, il a été admis qu'à ce moment la nature, sauf de rares exceptions, trouve toujours, soit dans une cause externe, soit dans une certaine exaspération de l'organisme, la force d'expulser au dehors cette matière, qui est devenue un embarras.

De tout temps, jusqu'à l'époque du vaccin, tous ont été d'accord sur le caractère et la nécessité de cette crise.

En effet, suivez cette puissante fermentation de tous les organes : dans chacun s'opère un travail particulier analogue au grand mouvement de toute l'économie ; voyez comme tous les organes sont rouges, tuméfiés, en travail ; ce ne sont pas les caractères d'une inflammation ; si c'est un état pathologique, il n'a point d'analogue : c'est un état *sui generis*, c'est une crise toute spéciale.

Le moment d'une vie organique nouvelle est venu. Chaque organe se hâte de se débarrasser, par des efforts fébriles, de toute la matière qui n'est plus nécessaire à son développement et à sa vie, enfin détache laborieusement de son être tous les détritus particuliers de la première période, que la fermentation générale emporte vers la peau.

Chacun de ces faits sont prouvés, sont constatés par les autopsies ; nous nous contenterons, pour le moment, de citer de préférence à toutes autres celles qui ont été faites par M. Bousquet : car il doit faire foi, en sa qualité de vaccinateur assermenté de l'Académie de médecine.

L'autopsie montre, disons-nous, la plupart des organes de l'intérieur dans un état visible de congestion, tels, entre autres, le cerveau et ses membranes, les poumons, le foie, les reins, la rate, les intestins, etc.

Remarquons-le bien, le fait est unique ; l'autopsie des varioleux donne seule de pareils résultats; dans tous les cas on trouve un organe lésé, jamais une congestion générale de tous les organes ; ici, au contraire, *pas une lésion organique*, mais seulement les traces toutes particulières de la grande fermentation que nous avons décrite.

Hâtons-nous de reconnaître avec M. Bousquet que sur aucun point l'organisme ne présente les caractères d'une inflammation : dans la variole, le sang est diffluent, séreux, et semble avoir perdu toute plasticité : le propre au contraire de l'inflammation est de faire le sang épais, riche en fibrine, facile à se coaguler.

En résumé, l'autopsie ne nous apporte aucun symptôme pathologique, et nous y découvrons au contraire les traces matérielles les plus claires d'un grand travail éliminatoire. En effet, le cadavre des varioleux présente un gonflement notable : on comprend qu'une matière étrangère est en fermentation dans l'économie ; on la voit, elle est envoyée de l'intérieur et arrive parfois jusque sous la peau : la mort vient à peine d'arrêter la fermentation du sang au moment où elle poussait définitivement cette matière au dehors.

« Le cadavre du varioleux, dit M. Bousquet, paraît « comme soufflé : le gonflement est surtout sensible « au visage, au cou, aux mains et aux pieds ; et « quand on incise ces parties, *il sort de ces incisions* « *une sérosité purulente : c'est comme un phlegmon* « *diffus étendu presque à toute la surface du corps.*

« La plupart des organes de l'intérieur sont dans « un état visible de congestion ; tels, entre autres, le « cerveau et ses membranes, les poumons, le foie, « la rate, etc. *La rate est le plus souvent ra-* « *mollie à peu près comme dans la fièvre typhoïde.* « Rien de plus commun que le développement des « follicules intestinaux. Les uns ont pris ce dévelop- « pement pour des pustules varioleuses ; les autres « ne peuvent pas concevoir des pustules, là où il « n'y a pas d'épithélium ; mais ce n'est pas ainsi que « se décident les questions de fait.

« Les plaques de Peyer suivent le sort des folli-
« cules, isolées ; elles sont rouges, saillantes, ra-
« mollies.

« Enfin *le sang diffluent*, *séreux*, *semble avoir*
« *perdu toute sa plasticité.*

« A ces signes, » dit M. Bousquet, « il serait diffi-
« cile de reconnaître une inflammation. Le propre
« de l'inflammation *est au contraire de faire un sang*
« *épais*, *riche en fibrine*, *facile à se coaguler.*

« *Il n'y a réellement d'inflammation qu'à la peau*,
« *dans les pustules ;* mais quoique la scène la plus
« apparente du *grand drame qu'on appelle la petite*
« *vérole se passe à l'extérieur*, *l'action principale*
« *part de l'intérieur et* PROBABLEMENT DU SANG LUI-
« MÊME. Rappelez-vous la génération de cette ma-
« ladie.

« L'*absorption s'empare du germe*, *et le porte dans*
« *le torrent de la circulation*, *d'où il réagit sur l'éco-*
« *nomie suivant les instincts de la nature.* »

On le voit par cette seule description. M. Bousquet est de bonne foi ; son observation sur la nature particulière du sang pendant la petite vérole est parfaitement exacte ; il reconnaît donc comme nous les phénomènes caractéristiques d'un grand travail de nature,

Et pourtant il vaccine.

Il les reconnaît si bien que plus loin en parlant de la *varicelle*, il dit :

« *De même que nous avons tous la petite vérole*
« *une fois dans la vie*, nous avons aussi la vari-
« celle, etc. »

Que penser, il fait cet aveu ! et avec le plus grand sang-froid, il vaccine et revaccine. Je ne puis m'expliquer cette flagrante contradiction.

Et maintenant reprenons. Que sera donc cette sérosité purulente, si ce n'est de toute évidence la matière variolique arrêtée dans sa marche?

Multipliez les autopsies, prenez les varioleux à tous les degrés de la maladie et vous suivrez pas à pas la matière variolique; vous découvrirez pour ainsi dire une à une, selon la période plus ou moins avancée de la petite vérole, vous découvrirez par couches toutes les phases de la fonction éliminatoire.

Il nous reste à dire exactement quel est le caractère de cette matière variolique que nous avons montrée aux prises avec l'organisme tout entier.

Cette matière, c'est la lymphe viciée qui présente exactement tous les caractères physiques et chimiques reconnus à la matière strumeuse, à la matière cancéreuse et à la matière tuberculeuse.

Ces trois matières ont une origine unique et une seule voie d'élimination.

Si l'élimination se fait complétement, si la variole se développe régulièrement, le sang en fermentation dissout, pendant la fièvre d'invasion, la matière tuberculeuse, la lance dans le torrent de la circulation et la porte à la peau ; là elle se solidifie de nouveau, se concrète naturellement, constitue les pustules, *reprend ainsi la forme, les caractères de la matière tuberculeuse, la nature des tubercules, puis dégénère :* dans cette dégénérescence, son action chimique est exactement identique à l'action de la matière tuberculeuse, c'est-à-dire qu'elle corrode la peau comme elle aurait rongé et corrodé les organes internes qu'elle aurait pris pour siége de sa floraison contre nature; puis elle se dessèche et tombe, laissant parfois quelques traces, regrettables sans doute, mais inoffensives.

La petite vérole est donc, comme nous l'avons dit et comme il est facile d'en juger, la seule voie que la nature nous ait donnée pour expulser ces matières caustiques, désignées par la science sous le nom de matières tuberculeuses, scrofuleuses, cancéreuses, etc., c'est-à-dire cette matière hétérogène qui, portée à l'extérieur, n'entraîne qu'un danger restreint, et qui, en se développant à l'intérieur, laisse peu de chances de salut.

Nous confirmerons plus loin par des observations cette théorie si simple au raisonnement, et de ces observations ressortira incontestable le procédé thérapeutique d'une si haute importance que cette théorie nous enseigne.

LIVRE TROISIÈME.

LE VACCIN.

CHAPITRE PREMIER.

ACTION SPÉCIALE DU VACCIN SUR LA PEAU.

Le vaccin n'a aucune action, ni chimique, ni thérapeutique sur la variole : **IL AGIT EXCLUSIVEMENT SUR LA PEAU**, *la saisit dans son ensemble, la resserre, contracte les pores, en supprime presque entièrement les facultés absorbantes et résorbantes, et oblitère toute la partie superficielle des conduits destinés à toute excrétion ou sécrétion.*

Tel est le théorème complexe que nous allons démontrer : la tâche nous sera facile. Nous avons à notre disposition, outre nos propres travaux, tous les faits recueillis, toutes les expériences accomplies par les plus ardents adeptes de la vaccine : ils ont beau tordre les faits, interpréter les expériences, de leurs propres aveux ressort parfaitement évidente et lucide la thèse que nous soutenons.

D'après les théories diverses des vaccinateurs, le vaccin agirait soit en se substituant au virus variolique, soit en le détruisant ou le neutralisant chimiquement.

Or, nous allons démontrer que le vaccin n'a aucune de ces propriétés.

Nous ferons voir le virus s'inoculant, se développant et suivant une marche parfaitement régulière sur des sujets déjà variolés, c'est-à-dire complétement débarrassés de toute l'humeur variolique, — exactement comme il agit sur des sujets chez qui la nature n'a pas accompli son œuvre dépurative.

Nous verrons, après un certain laps de temps, la petite vérole se développer sur des sujets bien vaccinés; d'autre part, enfin, le vaccin se développant de nouveau chez des individus déjà vaccinés avec succès une première fois.

Bien plus, nous ferons voir les deux virus, c'est-à-dire le virus de la petite vérole et le virus vaccin inoculés ensemble, se développant sur le même sujet simultanément, l'un à côté de l'autre sans action réciproque, sans même que le voisinage et le contact de l'un amène une modification dans la marche de l'autre.

Enfin, après avoir démontré ainsi que la maladie que nous avons empruntée à la vache est une affection parfaitement distincte de la petite vérole de l'homme, qu'elle n'a aucun rapport direct avec elle, nous prouverons que l'action du vaccin *s'exerce uniquement sur le tissu de la peau;* nous le prouverons par des faits et par des observations incontestables, et d'abord par cette décoloration de la peau qui s'opère presque immédiatement après l'inoculation du vaccin; c'est là notre point de départ.

Puis nous verrons les expériences de vaccination tentées par les premiers vaccinateurs sur des dartres anciennes, expériences répétées de nos jours *avec le même succès* par M. Bousquet; nous verrons par le même procédé disparaître les gourmes ou exsudations de lymphe à la peau; nous suivrons le changement qui se produit presque immédiatement dans des ulcères anciens sous l'influence du vaccin, et la cicatrisation d'abcès fistuleux dans les mêmes conditions; enfin nous citerons l'exemple de certaines peuplades du Nord qui s'enduisent le corps de matières grasses, oblitèrent ainsi les pores de la peau et les conduits destinés à l'absorption et aux excrétions; nous ferons voir que ce procédé mécanique agit sur eux exactement comme le vaccin agit sur les hommes civilisés.

Nous trouverons nos dernières preuves dans cette éruption irrégulière de la petite vérole comprimée par le vaccin, et s'échappant en *varioloïde* (pour nous servir de l'heureuse expression des vaccinateurs).

Et enfin dans la *fièvre typhoïde*, — variole complétement repoussée par la résistance de la peau, qui alors porte ces taches rosées lenticulaires, traces incontestables de la lutte, — variole venant au prix du plus mortel danger se développer à l'intérieur.

Procédons par ordre, et prenons une à une toutes les propositions que nous venons d'énoncer.

D'abord les réussites de vaccination sur des sujets parfaitement variolés :

Woodville avait observé ce fait dès le début de la découverte. Il avait puisé son premier vaccin, comme nous le dirons dans l'histoire de la vaccine, sur une femme variolée dans sa jeunesse, et qui venait néanmoins de contracter le cowpox; ce vaccin servit à sa première inoculation.

Il est inutile d'ajouter que ce fait de vaccine, réussissant après variole, s'est reproduit un grand nombre de fois sans que les vaccinateurs voulussent jamais y voir un enseignement; nous ne pouvons citer toutes les observations de ce genre, nous nous contenterons d'en relever une qui nous semble suffisante par la multiplicité des cas qu'elle embrasse d'un seul trait.

En 1837, l'empereur de Russie, — obligé, par l'ignorance d'une grande partie de ses sujets, de faire de la propagande comme il fait de la civilisation, *par ordre supérieur*, — à la suite d'une épidémie variolique qui avait éclaté à Saint-Pétersbourg, décréta une vaccination générale de toute la population : la mesure fut d'abord appliquée à l'armée.

Or, il arriva que sur un point de l'empire, à Kasan, le service de santé exécuta le décret militairement, c'est-à-dire que, sans égard pour les marques les mieux caractérisées de bonnes varioles, sans se laisser désarmer par les cicatrices qui attestaient une sérieuse et complète épuration, les médecins vaccinèrent tout le monde sans exception.

L'opération terminée, le chef du service, le docteur Gajewski, demanda un rapport officiel qui fut rédigé par le conseil de santé et publié sous le titre de l'*Inoculation répétée de la vaccine*. Voici un extrait de ce rapport :

« En 1837, on vaccina à Kasan mille sept cent « quatre-vingt-quinze enfants militaires, dont quatre « cent trente-six avaient eu la petite vérole; chez 271 « de ceux qui avaient eu la petite vérole, *on obtint* « *de très-belles pustules vaccinales, normales*, et chez « quatre-vingt-quatre des pustules modifiées.

« Chez cent douze enfants, qui n'avaient ni cica- « trices de vaccine, ni cicatrices de variole, le résultat « est analogue; trente-trois eurent une vaccine nor- « male, et dix-huit une vaccine modifiée. »

Une autre expérience, non pas plus précise ni plus caractéristique, mais plus palpable en quelque sorte, a été faite par Woodville, répétée par Salmade, enfin vérifiée par M. Bousquet : elle vient, sur le point qui nous occupe, corroborer notre thèse d'une façon désormais suffisante : du virus-vaccin mélangé avec du virus variolique a été inoculé à plusieurs sujets :

« *Qu'on mêle les deux virus ensemble*, dit M. Bous- « quet, *et qu'on inocule ce mélange, croyez-vous* « *qu'ils se neutraliseront, qu'ils s'altéreront de quel-* « *que manière? Point du tout. Il viendra deux* « *éruptions correspondantes à leur double origine.* » L'aveu mérite d'être noté, je crois.

Ainsi il n'y a aucune action chimique de l'un des deux virus sur l'autre : inoculés tous deux à l'organisme, et le fait est grave puisqu'il frappe à la base toute la théorie des vaccinateurs, inoculés ensemble les deux virus marchent en paix, complétement étrangers et, qui pis est, indifférents l'un de l'autre.

Les pustules varioliques naissent, se développent et se dessèchent côte à côte avec les pustules vaccinales, sans déviation dans leur marche, sans affaiblissement, sans la moindre concession aux vertus du vaccin.

Rien n'est plus commun que ce fait de la marche collective des deux virus; on l'a observé par l'expérimentation, comme nous venons de le voir, mais il se produit très-souvent dans des circonstances ordinaires; voici pourquoi :

Toutes les fois qu'une épidémie de variole se produit, on se hâte de vacciner. Or, l'inoculation du vaccin ne fait éprouver à la peau ce changement de densité, préservatif temporaire de la variole, n'agit suffisamment sur les tissus qu'après un certain laps de temps : et il est arrivé très-souvent que peu de jours après la vaccination le sujet était saisi par l'épidémie variolique; dans ce cas, les pustules des deux virus se développent simultanément et sans action réciproque, comme nous l'avons dit.

Nous avons donc démontré que non-seulement le vaccin ne se substitue pas à la petite vérole, comme M. Bousquet veut bien le dire, mais même qu'il n'a sur elle aucune action ni chimique ni thérapeutique.

Mais il a une action : cette action commence immédiatement; elle est sensible le plus souvent quinze jours environ après l'inoculation : à ce moment, les fibres de la peau se durcissent, deviennent plus denses; les pores se resserrent, ils s'oblitèrent; les extrémités des vaisseaux capillaires cessent de fonctionner, les voies d'absorption et d'excrétion sont en partie supprimées, les terminaisons lymphatiques sont engorgées, les secrétions refoulées; en un mot, comme on le voit, la peau a perdu ses facultés physiologiques, elle est rendue imperméable à la petite vérole, elle est devenue un obstacle mécanique qui s'oppose à son élimination. Les voies tracées par la nature pour l'accomplissement de ce grand travail ont été détruites.

En effet, Moreau (de la Sarthe)[1] raconte en 1801 que Maunoir a vu, pendant le développement du vaccin, disparaître des maladies des paupières très-rebelles, et il ajoute qu'on ne peut attribuer cette *guérison* à une autre cause.

Il a également vu disparaître des dartres à la suite de la vaccine, et en constatant ce fait il s'appuie encore sur Blanche, chirurgien de Rouen, qui a recueilli et présenté des observations semblables.

Il raconte également avec satisfaction deux faits de *guérison* par la vaccine, l'un dans un cas d'ophthalmie scrofuleuse, l'autre dans un cas de dartre invétérée.

« La première de ces vaccinations, dit-il, a été « faite par le citoyen Alibert : son résultat, c'est-à-« dire la guérison de l'ophthalmie ajoute un nouveau

[1] *Traité historique et pratique de la vaccine* (an IX).

« fait à ceux que nous avons déjà rassemblés, pour « prouver que dans plusieurs circonstances la vac« cine remplit un double emploi, et que tout en « préservant de la petite vérole elle *fait souvent* « *cesser* plusieurs affections dont jusqu'alors on « n'avait pu obtenir la guérison. »

Il n'y avait ni hésitation, ni réflexion.

La seconde observation est due à Richerand : il avait vacciné sur une surface dartreuse : or, double succès; — non-seulement la dartre disparaît, mais encore, « vers le neuvième jour, on observa une diminution dans la suppuration d'une fistule scrofuleuse que le sujet portait dans les environs du coude. »

On ne parle pas des conséquences de cette suppression : il est seulement dit que d'autres enfants furent inoculés avec le vaccin provenant de ce sujet dartreux, sans que cette transmission ait donné lieu au moindre accident.

Hâtons-nous de dire que dès ce moment-là même Richerand, alors attaché à l'hôpital du Nord, *renonça à ces sortes de guérisons malgré les encouragements qui lui furent prodigués par Moreau (de la Sarthe) et par les journaux du temps.*

Mais les autres expérimentateurs n'en furent pas plus sages : on ne cessa de suivre aveuglément le même ordre d'idées : l'expérience, l'expérimentation irréfléchie n'ont été un enseignement pour personne : M. Bousquet, dans un excès d'exploitation enthousiaste du cowpox, voulant sans doute cueillir une des feuilles du laurier de Jenner, prétendit qu'on laissait insoucieusement dormir une panacée, et reprit les expériences.

Il vaccina sur la dartre même.

« En très-peu de jours, dit M. Bousquet, le sujet « *eut l'avantage* de voir disparaître sa dartre. » Et l'expérimentateur heureux se borne à cet énoncé satisfait. Il ajoute seulement que l'expérience a été répétée plusieurs fois et *toujours avec le même succès.*

On alla plus loin : on vaccina sur un *nævus maternus*, autrement dit une *envie.*

L'expérience date de 1828 ; elle est racontée dans *Horn's archiv.* Le docteur Yung avait pratiqué autour de la tumeur sanguine dont il est question et sur cette tumeur même un grand nombre de mouchetures vaccinales : il se forma une pustule générale qui couvrit tout le *nævus :* la pustule se dessécha régulièrement : il ne resta plus qu'une tache superficielle qui disparut tout à fait après une suppuration provoquée artificiellement à deux ou trois reprises ; et enfin, résultat facile à prévoir, le nœvus fut remplacé tout simplement par une cicatrice ordinaire de vaccin : le premier essai tenté sur un enfant de trois mois fut répété dans un second cas, et le résultat fut le même.

De tous ces faits, quelles explications donnent les vaccinateurs ? aucune ; ce sont des *guérisons*, voilà tout ; ils *guérissent* tout cela comme ils guérissent la variole avec le vaccin ; comment ? peu importe !

En effet, partant de leur théorie, les vaccinateurs auraient grand'peine à donner même une interprétation de ces faits ; tandis que le sens véritable de toutes ces observations apparaît naturellement quand on reconnaît l'action toute spéciale du vaccin, qui, resserrant le tissu cutané, oblitérant les pores, contracte la peau, la referme sur l'humeur dartreuse et sur toutes les exsudations, et agit ainsi contrairement à tous les préceptes de l'art.

Doute-t-on de la généralité de cette action du cowpox sur la peau? on vaccine sur la dartre même, et la dartre disparaît; on vaccine sur la dartre, et dans le voisinage la suppuration d'une fistule s'arrête : on pourrait croire qu'il s'agit seulement d'une action locale plus ou moins restreinte; mais le docteur Krauss (*Die Schutz pork nimpfung in ihler endlichen Entscherdy*, pages 303 et 354) nous raconte que l'inoculation vaccine agit d'une façon sensible sur toutes les plaies de la peau, à quelque distance qu'elles se trouvent du point d'insertion du virus. « Ainsi, dit-il, les plaies de la peau, les ulcères « et même les éruptions deviennent plus rouges, « même enflammées pendant le cours de la vaccine; « de plus, aussitôt qu'apparaît l'aréole des pustules « vaccinales, il se montre à ces plaies, ulcères, érup- « tions, etc., une espèce d'aréole qui disparaît en « même temps que celle des pustules du vaccin. »

Un fait d'un autre ordre, mais plus caractéristique encore. Les nègres libres, les Hottentots, les Tartares et certaines peuplades du Nord, ont l'habitude de se frotter le corps de différentes graisses; la malpropreté vient ajouter encore à cet enduit, et les pores se trouvent ainsi complétement bouchés; alors, qu'arrive-t-il? L'éruption de la petite vérole, au moment où elle veut se faire, est obligée de déchirer violemment la peau. Alors la pustule, et la cicatrice qui en résulte, présentent exactement les mêmes irrégularités que dans la petite vérole, qui affecte les individus vaccinés.

L'action du vaccin est différente, mais elle produit un effet exactement pareil sur la peau, dont elle resserre les tissus.

Nous devons, par esprit de justice, avant d'aller plus loin, dans l'exposé de notre théorie, faire connaître la théorie des vaccinateurs sur le mode d'action de leur virus, afin de mettre ainsi le lecteur à même de juger et de comparer. Nous prendrons celle de M. Bousquet, dont l'Académie de médecine se fait en quelque sorte solidaire par le rôle officiel qu'elle lui confie toutes les fois que la question de vaccine est soulevée.

Cherchant à s'expliquer le mode d'action du virus-vaccin, M. Bousquet nous apprend qu'à l'inverse de ses prédécesseurs, « qui n'ont vu dans ce virus « qu'un spécifique, qui en ont fait une espèce de « phénomène en thérapeutique, une exception sin- « gulière en pathologie; *lui ne veut pas pénétrer* « *cette question dans la crainte de voir tout le mé-* « *rite de l'opération s'évanouir devant l'analyse!* »

Les vertus du vaccin semblent donc à M. Bousquet bien fragiles, bien superficielles, bien légères, — illusoires peut-être.

Serait-ce comme ces dieux d'Égypte, si soigneusement enveloppés et cachés au fond d'un obscur sanctuaire? les prêtres font prosterner la foule, mais à distance, car de près, adieu le prestige; que découvre-t-on? un scorpion, un morceau de bois, ou rien.

M. Bousquet, qui au fond, je crois, grâce à ses études sérieuses sur la question, pourrait bien être de notre avis au sujet de la petite vérole et des mérites du vaccin, pense qu'il vaut mieux laisser les choses dans le vague; c'est le moyen de ne pas donner prise à la critique; c'est le moyen de prouver facilement tout ce qu'on voudra. Ainsi fait-il.

« J'ai compris, dit-il, que définir la vaccine, le « spécifique, l'antidote de la petite vérole, c'est « *s'ôter la possibilité de résoudre dix problèmes que* « *je pourrais indiquer. Au contraire, si l'on* SE MET « BIEN DANS L'ESPRIT *qu'elle ne fait qu'en pren-* « *dre la place, qu'elle en tient lieu, qu'elle en est le* « *succédané, à l'instant toutes les difficultés s'apla-* « *nissent et la solution se présente comme d'elle-* « *même.* »

Et c'est tout, voilà tout le compte que peuvent vous rendre les vaccinateurs de l'action du vaccin; il tient lieu de la petite vérole, il en prend la place, il en est le succédané.

Comme cela est simple : ni théorie, ni démonstration, ni preuve; c'est un mystère! Avouons que la doctrine est plus prudente que savante.

M. Bousquet échappe à la discussion; revenons à notre exposé.

Nous avons appris aux vaccinateurs le mode d'action de leur vaccin, nous avons dit qu'il resserre la peau, qu'il en rend les tissus presque imperméables.

Or, voyez un peu comme cela est une bonne idée d'avoir rendu la peau imperméable à la variole; Rhazès nous enseigne que « plus l'éruption de la petite « vérole à la peau est facilitée par des dispositions « naturelles ou factices, moins la maladie est à « craindre; que la mollesse des fibres de la peau, « les pores plus nombreux, plus ouverts, l'état de « relâchement de son tissu sont les conditions les « plus favorables à une heureuse éruption ; qu'ainsi « (à raisons égales dans les circonstances extérieu- « res physiques) l'enfant, par ce fait, court moins « de risques que l'adulte, l'adulte que le vieillard, « la femme moins que l'homme. »

Il était donc d'observation acquise pour les anciens que tout ce qui est capable de rendre le tissu de la peau plus resserré, plus compacte, plus dur, est un obstacle à l'éruption de la petite vérole et rend cette maladie plus meurtrière. Ils avaient remarqué que le froid du Nord empêche quelquefois la petite vérole de se développer d'une manière normale, que la dureté de la peau des vieillards est un obstacle à l'éruption.

Aussi par leur traitement, les anciens obviaient-ils de leur mieux à ces dispositions mauvaises de la peau; ils cherchaient par tous les moyens à en ouvrir les pores, à la ramollir.

Or, nous, tout au contraire, nous vaccinons, et le vaccin agit sur la peau comme agirait une couche de vernis très-épais; il enferme pour ainsi dire tout l'organisme capillaire et dermique dans une espèce d'armure.

CHAPITRE II.

VARIOLOÏDE OU PETITE VÉROLE CHEZ LES SUJETS VACCINÉS.

La peau, ainsi endurcie par le vaccin, — lorsque la petite vérole veut se produire, vainement la nature fait son office, vainement elle charge les vaisseaux de l'expulsion de la lymphe surabondante, vainement le sang en fermentation tient en solution la matière tuberculeuse qu'il cherche à expulser, les conduits destinés à l'élimination variolique sont engorgés, les orifices sont fermés; le tissu de la peau, resserré par l'action du vaccin, résiste et maintient de vive force dans l'organisme ces matières impures.

Heureusement, quelquefois la nature l'emporte par une sorte de violence sur le vaccin *usé*.

En effet, le vaccin ne cède pas, la nature presse l'obstacle; les conduits ne s'ouvrent pas, ils sont forcés, les mailles de la peau sont rompues; alors la petite vérole se fait en produisant des déchirures irrégulières, plus larges que dans les circonstances normales. Les pustules circulaires d'habitude, dont la matière dans ce cas n'a pas été expulsée par les conduits cylindriques tels qu'ils doivent être naturellement, mais par des conduits oblitérés ou déchirés, les pustules sont difformes.

Pour l'honneur du vaccin, les vaccinateurs ont

appelé cela *varioloïde.* A les en croire, c'est une maladie nouvelle.

Ce phénomène prouve à n'en pas douter que le vaccin ne se substitue pas à la petite vérole : il est une preuve incontestable de l'action spéciale du vaccin sur la peau. Car il n'y a là de nouveau que la forme des déchirures : c'est toujours la variole, mais la variole de vive force, la variole à qui l'on a fermé portes et fenêtres et qui s'échappe par des brèches.

L'expérience le prouve :

Le virus de varioloïde produit toujours, soit une variole, soit une varioloïde, *et vice versâ*, selon qu'il est transmis à un sujet non vacciné ou à un sujet vacciné.

Mais qu'importe aux vaccinateurs? Voici sur la varioloïde la théorie très-claire donnée par M. Bousquet : « Le propre de la vaccine est, comme on « sait, d'épuiser l'aptitude à la variole; toutefois, il « est d'expérience que cette aptitude épuisée pour « un temps renaît souvent en partie. Supposez que « le germe de la variole vienne à tomber sur une « de ces organisations, croira-t-on qu'il restera « dans l'inaction? Non, il s'échauffera, il germera, « il fructifiera jusqu'à concurrence de l'aptitude « qu'il rencontrera. Ainsi se forme la variole des « vaccinés. » Jugez.

Du reste, disons-le en passant, sans parler d'ingénieuses explications dans le genre de celle que nous venons de citer, rien n'est plus burlesque que ce débat entre vaccinateurs, ces querelles et ces concessions de ménage au sujet de cette question de la varioloïde.

En effet, la variole se produisait malgré le vaccin; le fait était avéré. Les uns disaient, et nous parlons d'après M. Bousquet, les uns disaient : ce sont des varicelles; les autres : c'est la variole, faisons des aveux.

Les choses ne pouvaient en rester là; il fallait qu'on s'entendît en public, ou la cause du vaccin était perdue. On tâcha donc de ramener les adversaires à des sentiments plus doux; on dit aux uns et aux autres : « Vous exagérez. » Aux varicellistes, on dit : « Voyons, accordez-nous que ce sont des *varioles écourtées?* » Aux variolistes : « Ne soyez pas absolus : pourquoi ne seraient-ce pas des *varicelles prolongées?* » Tout cela calmait le débat, mais ne suffisait point à constituer l'union des vaccinateurs, union si nécessaire à la puissance du vaccin, quand enfin on imagina la *varioloïde*, c'est-à-dire ni varicelle ni variole, *éruption intermédiaire*, terrain neutre sur lequel tout le monde se réunit et d'où l'on recommença à défendre pied à pied contre l'évidence les vertus du vaccin.

Mais reprenons : nous avons observé le premier cas, le meilleur, le moins malheureux du moins, la *varioloïde.*

Le vaccin était le plus faible, la peau ne présentait pas une résistance suffisante à l'action interne; la variole sortait avec effraction, s'évadait en quelque sorte.

Fort bien; mais maintenant voyons le second cas,

cas grave, cas désastreux, le vaccin l'emporte. La peau résiste; vainement les conduits sécréteurs sont engorgés, ils restent engorgés.

La matière dont l'économie veut à toute force se débarrasser, cette matière qui montait comme une écume à la surface du corps, ne trouve aucune issue, la nature ne peut accomplir son œuvre, il n'y a ni variole, ni varioloïde. Qu'arrive-t-il?

Quand la matière variolique est maintenue de vive force à l'intérieur, comment s'y comporte-t-elle? Agit-elle sur les organes? Comment agit-elle? Quels organes affecte-t-elle particulièrement? Enfin, que se passe-t-il dans l'économie embarrassée de cette matière variolique que la prévoyante nature veut expulser?

En un mot, la variole n'a pas lieu, les vaccinateurs triomphent; que se passe-t-il? Voici :

Cette surabondance de lymphe viciée repoussée de la circulation lymphatique qui la portait à la peau, revient dans le canal thoracique et de là est versée dans la veine sous-clavière [1] : dès lors elle se mêle au sang, et lorsque ce fluide passe dans le poumon pour subir la double élaboration qui le

[1] Le tissu des vaisseaux lymphatiques se perd dans la membrane interne des veines.

La doctrine de Schelhaumer est que dans le phénomène de la circulation le sang artériel, parvenu aux extrémités des artères, se divise en deux parties, l'une purement séreuse, ramenée par les lymphatiques; l'autre plus épaisse, plus noire, ramenée par les veines. Un grand nombre d'anatomistes admettent cette théorie, à laquelle l'approbation de Nunck a donné un certain poids.

convertit de sang veineux en sang artériel, il se produit un phénomène tout particulier : cette lymphe viciée se trouvant en quantité anormale, c'est-à-dire trop abondante pour que la transformation du sang puisse se faire, une partie en est séparée et retenue dans le poumon où elle s'épaissit, se concrète et devient le rudiment des tubercules.

D'autres fois portée et déposée sur les autres points de l'économie par la circulation, cette humeur variolique prend, selon certaines dispositions variées de l'organisme, la nature tuberculeuse, scrofuleuse, cancéreuse, ou couenneuse.

Mais — le plus ordinairement — la petite vérole se développe à l'intérieur et donne lieu à ces innombrables *varioles internes* ou fièvres typhoïdes dont les épidémies sont si cruelles de nos jours.

LIVRE QUATRIÈME.

CONSÉQUENCES DU VACCIN.

CHAPITRE PREMIER.

VARIOLE INTERNE, DITE FIÈVRE TYPHOÏDE.

Il se produit, dans un grand nombre de cas, comme première conséquence de la répercussion causée par le vaccin, une variole interne, c'est-à-dire cette fièvre typhoïde, maladie presque inconnue avant la vaccine et dont l'apparition a pris la Faculté au dépourvu.

Aujourd'hui seulement, mais sans remonter à la cause, on commence à s'accorder sur ce fait que nous signalons depuis 1839, à savoir que cette fièvre typhoïde n'est qu'une *variole retournée.*

Longtemps on a méconnu, il en est même qui méconnaissent encore, les caractères de cette affection : trompé par une certaine analogie de quelques symptômes, on l'a confondue jusqu'à présent avec la fièvre putride ou adynamique des anciens, dont les caractères sont pourtant différents.

Nous n'avons pas besoin d'insister sur les désastres que cause chaque jour cette affection devenue aujourd'hui réellement endémique chez les jeunes sujets, il s'agit seulement d'en faire ressortir bien nettement la théorie.

Cette maladie, qui fait aujourd'hui le désespoir de la médecine, est plus fréquente et certes beaucoup plus grave que n'a jamais été en aucun temps la petite vérole, elle avait été du reste parfaitement prévue avec son véritable caractère et même observée par Rhazès.

Il comprenait et suivait dans tous leurs détails les dangers de la petite vérole aux prises avec une répercussion quelconque :

« Nous savons, « disait-il, » nous savons à n'en « point douter, et l'observation le démontre, que « *l'intégrité de la peau est moins essentielle à la con-* « *servation de l'homme que celle des organes inté-* « *rieurs, tels que l'estomac, les poumons, les intes-* « *tins*, etc., qui ne sont point attaqués de la petite « vérole sans danger pour le malade, au lieu que la « peau l'est sans aucun. D'où on peut conclure qu'il « y a moins de risque que la peau soit couverte de « pustules de petite vérole que l'estomac ou les in- « testins, etc. Le danger qui résulte d'un affaisse- « ment subit dans le visage et les mains qui s'étaient « d'abord enflés; la nécessité qu'il y a que ces par- « ties s'enflent : *la mort qui est souvent l'effet d'une* « *résorption subite de la matière variolique* : l'ouver- « ture des cadavres dans ce cas, tout confirme qu'il « y a moins à craindre d'une éruption de pustules « varioliques à la peau que d'un irruption de la même « matière sur les organes internes. — De là, la né- « cessité de pousser la petite vérole du côté de la

« peau c'est-à-dire de favoriser l'éruption vers ses « couloirs. »

Cette page bien comprise établit clairement et d'une manière incontestable le caractère vrai de cette nouvelle fièvre typhoïde : cette affection n'était autrefois qu'un accident rare que le vaccin a rendu à la fois endémique et épidémique.

On a agi exactement dans le sens contraire au principe et à la manière d'agir des anciens :

« Les anciens, dit Rhazès, avaient soin de pré- « parer la peau, d'en ramollir le tissu par toute « sorte de moyens, par des secours externes et « internes, afin de favoriser l'éruption de la petite « vérole. »

Rhazès « *faisait éclore* heureusement la petite vé- « role avec un bain de vapeur [1] donné avec beau-

[1] Rhazès à ce propos explique la façon dont il faisait prendre les bains de vapeur, et il est assez curieux de remarquer que son procédé est, à peu de détails près, le procédé actuel, qui, on le voit, n'est pas d'invention moderne.

Rhazès « plaçait avantageusement son malade, ou sur une chaise percée ou sur un siége quelconque; il mettait devant et derrière deux bassins d'eau bouillante, il le couvrait d'un manteau ou d'une toile fermée au cou au moyen d'une boucle, de façon que tout le corps, à l'exception de la tête, pût recevoir toute la vapeur de cette eau bouillante; le corps nu du malade ainsi enfermé dans le vide ou la cavité que forme le manteau, se trouve exposé à une vapeur douce, égale, qui touche tous les points de la surface, et forme une atmosphère chaude et humide qui dilate peu à peu les pores, ramollit le tissu de la peau, facilite la transpiration et ouvre tous les conduits de cet organe, sans inconvénient, sans danger pour le malade, de la manière la plus avantageuse et la plus capable de favoriser l'éruption de la petite vérole.

« Peut-être, dit à ce sujet Paulet, traducteur de Rhazès, peut-

« coup d'art; une pratique de quatre-vingts ans « lui en avait appris l'avantage et la nécessité. »

Boerhaave comprenant, lui aussi, la nécessité d'une préparation du tissu, conseille « les fomenta- « tions émollientes à la peau, avant l'éruption, afin « de faciliter la sortie des pustules. »

Nous, au contraire (les vaccinateurs du moins), nous avons resserré, en quelque sorte feutré le tissu, et nous avons préféré conserver « l'intégrité de la « peau » plutôt que « l'intégrité des organes in- « ternes. »

Le doute n'est pas permis : telle est bien la théorie vraie de cette nouvelle fièvre typhoïde — qui ne s'adresse jamais qu'aux sujets jeunes et vigoureux, — apparaît aux mêmes saisons que la variole ex-

« être Rhazès avait-il observé que de cette manière il y a moins « de pustules au visage, et qu'elles se répandent également sur « la surface du corps, où toute la matière variolique se trouve « dispersée et semée également; et cela étant, il pouvait avoir « deux vues, de conserver la vie et la beauté en même temps. On « peut donner le bain de vapeur plusieurs fois, rien n'est plus « propre à faire sortir heureusement la petite vérole; on peut « même le donner après l'éruption; il sera avantageux dans « toutes les circonstances, à tous les âges, et dans tous les temps, « et toujours sans inconvénients et sans danger. Après ce bain de « vapeur, il ordonne d'essuyer légèrement la peau avec des linges « doux et secs.

« Tandis qu'il ouvrait les portes à l'ennemi, il lui donnait la « chasse intérieurement avec des corps qui lui sont contraires, « tels que les froids; ainsi il faisait boire abondamment au ma- « lade de l'eau froide à petite dose; enfin il venait à bout de le « chasser hors du corps.

« L'expérience a toujours appris, que l'application d'un corps « froid faisait fuir pour ainsi dire la petite vérole, et l'éloignait « de toutes les parties qu'il touchait; l'impression extérieure de

terne, — se développe souvent en épidémies, au milieu des épidémies de variole :

Tandis que la fièvre typhoïde, maligne, putride, ou adynamique des anciens, — ne frappe que les sujets vieux ou épuisés, — n'a aucune action contagieuse, — n'est jamais épidémique.

Il est encore d'autres différences : mais ce que nous venons de dire suffit pour rendre impossible toute confusion entre ces deux affections. Nous ne voulons pas nous étendre sur cette question, de la nature de la fièvre typhoïde ; la dernière discussion que nous avions provoquée sur ce sujet en 1839 a établi que la vaccine a déplacé et non supprimé la mortalité de la variole ; nous nous attachions à démontrer que le sujet préservé de la petite vérole

« l'eau froide, ou d'un air froid, qui fait rentrer la petite vérole « et empêche l'éruption ; la présence de la chaleur qui semble « l'attirer et qui la favorise, l'éruption qui se fait sur un cadavre « exposé dans un endroit chaud, tout rend cette vérité sensible « et justifie la pratique de Rhazès ; de là l'aphorisme sur cette « maladie : *Frigus internè, calor externè.* »

Les Arabes s'occupaient même de la conservation de la beauté ; Rhazès et Avicenne conseillaient de piquer avec la pointe d'une aiguille d'or les pustules de la face afin de les vider et les empêcher ainsi de caver et de laisser des cicatrices ; on a négligé dans ces derniers temps et à grand tort ce procédé.

« Lorsqu'elles sont arrivées à leur état de maturité, disent-« ils, plongez au milieu de la pustule, que vous traversez de « part en part, une aiguille d'or ou d'argent, et essuyez avec « du coton ou du linge cette matière qui est forte et corrodante.

« Ouvrez ainsi toutes les pustules du visage, et quand elles « sont vides, touchez-les avec un mélange d'huile et d'eau de « chaux. De cette manière, non-seulement vous évitez les difformités du visage, mais vous empêchez cette matière d'être re-« pompée dans la masse du sang, *ce qu'il faut toujours craindre.* »

pendant son enfance est souvent ressaisi dans sa première jeunesse par la fièvre typhoïde ou même par la variole : car les deux affections se produisent aux mêmes âges : c'est-à-dire qu'au bout d'un certain temps, la variole répercutée une première fois reparaît de vive force, ou, encore repoussée, se développe à l'intérieur.

Nous prouvions le fait par la théorie et par l'expérience.

Dix ans plus tard, un officier d'artillerie, statisticien fort distingué, M. Carnot, dressa les tables de mortalité [1] avant et après l'introduction de la vaccine : sans prendre parti dans la question médicale, il établit, par des statistiques judicieusement comparées, que la mortalité de l'enfance diminuée, — par le vaccin sans doute, — se reporte sur l'âge adulte.

Il prouve en réalité que la mortalité de la jeunesse a doublé.

Laissons parler M. Carnot : « Lorsque Jenner in« venta la vaccine, dit-il, il dut croire que cette dé« couverte serait un immense bienfait pour l'huma« nité ; en voyant la mortalité réduite d'un tiers dans « les premières années de l'existence, peut-être, « espéra-t-il que la vie moyenne allait suivre ce rap« port, et, sous cette bienfaisante découverte, « s'accroître presque de moitié !

« La Providence ne l'a pas voulu ! Elle n'a pas « même permis que la vieillesse stérile payât la ran-

[1] *Essai de mortalité comparée avant et depuis l'introduction de la vaccine en France,* par N. Carnot, brochure in-8, Autun, 1849.

« çon ; *la mort prélève aujourd'hui, sur la jeunesse* « *laborieuse et féconde, le tribut que la petite vérole* « *imposait autrefois à l'enfance.*

« *Tel a été pour la France le résultat réel de la* « *découverte de Jenner :*

« **La mortalité, dans l'age de vingt a vingt-cinq** « **ans, a augmenté de moitié depuis trente ans** [1].

« Le mouvement, dit M. Carnot, que la vaccine a « produit dans la répartition de la mortalité entre la « naissance et l'âge de quarante-un ans est pour « ainsi dire *un mouvement de rotation autour d'un* « *axe fixe.*

« Cet axe est *l'âge de douze ans,* dont la mortalité « relative, restée invariable au milieu du désor- « dre des âges inférieurs et supérieurs, a conservé à « Paris, avant comme après l'introduction de la vac- « cine en France, son chiffre normal 0,064.

« Ce n'est donc qu'à partir de l'âge de douze ans « que la mortalité relative a augmentée ; et comme « la vaccine a commencé à se répandre en 1800, il « en résulte que de 1800 à 1805 la mortalité était « dans une progression décroissante, et que c'est à « peu près vers 1816 ou 1817 qu'elle est entrée dans « la période croissante où elle se maintient depuis « trente ans. Ainsi la mortalité relative annuelle « de la jeunesse de vingt à trente ans devait être à « Paris 0,011 comme dans le dix-septième siècle. Le « relevé du décès dans cette ville en 1846, porte ce

[1] C'est également à partir de ces années qu'on a vu augmenter le nombre des maladies que nous avons signalées.

« chiffre à 0,023. Cet accroissement a dû se faire « par degrés, en suivant pendant trente ans une pro- « gression arithmétique. »

M. Carnot fait judicieusement observer que si les tables de mortalité de Montferrand, de Duvillard et les autres ne donnent pas le même résultat, c'est tout simplement parce qu'ils prennent des moyennes générales sans relever la progression croissante de la mortalité à certaines périodes de l'âge.

M. Bousquet, en parlant de l'influence de la vaccine sur la population, fait cet aveu :

« La plupart des vaccinateurs qui n'ont pas craint « d'aborder cette grave question se sont plu à re- « chercher, dans les derniers résultats de la vaccine, « la preuve de son utilité. On a donc supputé les « pertes causées par la petite vérole, et l'on a dit « que la vaccine conservait à la société juste autant « de membres que la variole en aurait retranchés. « Au premier coup d'œil, rien de plus naturel, rien « de plus logique que ce raisonnement. En y regar- « dant plus attentivement, on est tout étonné de voir « qu'*il n'existe aucun rapport entre le principe et la* « *conséquence*. Autrefois la variole enlevait un « dixième des enfants; or ce dixième aujourd'hui « étant préservé par le vaccin, la population aurait « dû s'accroître proportionnellement. Eh bien! il « n'en est pas ainsi : or que devient ce dixième? « Comment cela se fait-il? c'est à l'économie poli- « tique à nous l'apprendre.. »

A l'économie politique, non pas : M. Bousquet se trompe, c'est à la statistique qu'il faut demander les éléments précieux, indispensables de la discussion, mais la médecine seule peut et doit donner le mot de l'énigme [1].

Aussi M. Carnot, après ses intéressants travaux, fit-il un appel aux médecins pour les engager à entrer dans cette nouvelle voie de recherches.

Quelques-uns répondirent à cet appel, entre autres le docteur Bayard, qui soutint, en effet, que la fièvre typhoïde, dans bien des cas, remplace la variole pour les sujets vaccinés. Il s'éleva alors une polémique.

Nous citerons seulement, à propos de ce débat, les trois propositions dans lesquelles M. Bayard croit devoir se résumer (*Union médicale*, 12 août 1854) :

« 1° Les épidémies de variole et de fièvre typhoïde « ne règnent jamais ensemble ;

« La variole et la fièvre typhoïde ne frappent « qu'une fois le même sujet ;

« 3° Un sujet qui a été atteint de la variole ne

[1] Dans notre brochure, en 1839, nous répondions déjà à M. Bousquet :

« S'il veut établir une nouvelle statistique pour s'assurer de la diminution ou de l'augmentation de la mortalité, il trouvera que le dixième qui lui manque a succombé aux affections que la vaccine à fait augmenter ; il trouvera également une variation dans la mortalité de différents âges : ainsi, il mourait autrefois un bien plus grand nombre d'enfants, depuis un an jusqu'à sept ans, qu'il n'en meurt aujourd'hui. Mais le nombre des jeunes gens qui succombent aujourd'hui à l'âge de dix-neuf à vingt-cinq ans est augmenté dans une proportion triple (*de la Petite Vérole, considérée comme agent thérapeutique des affections scrofuleuses et tuberculeuses ;* Paris, 1839, page 112). »

« l'est pas plus tard de la fièvre typhoïde, *et vice* « *versâ.* »

Nous ne discuterons pas la première assertion qui est simplement erronée ; l'adversaire de M. Bayard, M. Perrin, s'est attaché à prouver que ce fait ne démontre nullement l'identité des deux maladies : sans doute ; mais on se rappelle que nous avons établi tout au contraire que les épidémies de variole et de fièvre typhoïde se confondent et qu'il semble évident que le même principe ou contagieux ou spontané produit selon la constitution du sujet, ou selon le degré de force de la vaccine simple ou renouvelée, soit une variole, soit une fièvre typhoïde.

Maintenant prenons la seconde proposition qui est combattue non plus par des raisonnements, mais par des statistiques précises, et que nous ne songeons pas le moins du monde à contester.

On nous montre par une série d'observations *contemporaines*, que des sujets variolés sont atteints de la fièvre typhoïde, que des fièvres typhoïdes se déclarent sur des variolés à peine guéris, que la variole se produit après la fièvre typhoïde, le tout indistinctement sur des sujets vaccinés ou non vaccinés.

Oui, cela est vrai, toutes les fois que l'élimination variolique n'a pas été complète, il peut, il doit le plus souvent se produire une petite vérole anormale, c'est-à-dire une de ces affreuses maladies qui sont la conséquence de la répercussion variolique, le plus communément, la fièvre typhoïde ; c'est le cas des secondes varioles.

Concluons donc : ces cas nombreux de fièvre typhoïde après variole ou *vice versâ*, sont une preuve de plus de la nécessité de l'élimination variolique que la nature tient à accomplir complétement et à toute force, par toutes issues, — une preuve de plus de la persistance invincible de cette puissante fermentation ; elle a été entravée une première fois : une partie de la matière variolique a été rejetée dans l'économie ; après un certain laps de temps, la crise doit se reproduire sous n'importe quelle forme : c'est simplement la récidive variolique si rare autrefois, si commune de nos jours.

L'explication est bien facile : ces récidives sont dues uniquement, et du reste le plus rationnellement du monde, au traitement antiphlogistique ou rafraîchissant, en réalité abortif, qu'à présent on applique d'habitude à la petite vérole.

On se rappelle en effet qu'autrefois, du temps du traitement SÉRIEUX, favorable à l'élimination variolique, recommandé par les anciens, les cas de récidive variolique étaient rares à ce point que la plupart des médecins affirmaient n'en avoir jamais observé dans le cours de leur pratique.

Aujourd'hui, c'est tout différent : rien n'est plus commun (les vaccinateurs en ont même fait un argument pour excuser le vaccin des varioles après vaccine).

Contrairement aux recommandations d'Ambroise Paré, on emploie aujourd'hui un traitement antiphlogistique destiné à contrarier l'éruption, n'ayant d'autre but que de combattre le mal du moment, traitement en réalité répercussif.

De là les varioles supprimées ou avortées, ou seulement incomplètes. La conséquence en est naturelle : le traitement agit dans le même sens que le vaccin; il produit les mêmes résultats. Le vaccin concentre dans l'organisme toute la matière hétérogène ; *moins heureux*, le traitement abortif en maintient seulement une partie et laisse après lui des accidents proportionnés à son *succès*, c'est-à-dire des ophthalmies, des engorgements ganglionnaires, des abcès, etc.

Or, il n'est pas difficile de comprendre que ces dépôts morbides, qui peuvent sembler en quelque sorte la matière variolique laissée en route, sont une trace du travail éliminatoire qui s'est accompli, une preuve de l'exactitude de la théorie que nous avons donnée de l'épuration variolique : ils viennent à point nous signaler justement les conduits destinés à cette sécrétion, car ils nous les montrent engorgés encore.

Ce fait a presque toujours pour cause, disons-nous, l'imperfection du traitement qui n'a pas assez soutenu l'action de la nature ; en effet, les observations de secondes varioles sont devenues fréquentes seulement depuis que loin d'aider l'éruption, loin de pousser l'organisme à un dégorgement salutaire, on fait avorter la crise. Citons en particulier les expérimentations de M. Serres : se laissant aller à considérer la petite vérole comme un simple état maladif, le savant professeur se contenta de chercher, sans pré-

7.

juger des conséquences, tout ce qui pouvait amoindrir superficiellement et abréger cet état.

Il avait souvent remarqué que la lumière et la chaleur favorisent le développement de l'éruption, et qu'au contraire, les ténèbres et la fraîcheur la répriment sensiblement ; il fit l'expérience en grand.

Il était alors médecin de la Pitié. Il déplaça ses varioleux et les fit porter dans les salles basses de l'hôpital, espèces de caves fraîches, humides, obscures. « Qu'advint-il de cette expérience ? » dit M. Bousquet, à qui nous empruntons ce document. Et il répond triomphalement : « L'on vit les varioles les plus confluentes s'amortir et la mortalité diminuer. » Singulière réussite !

Quelque temps après, l'administration des hôpitaux tira les varioleux de ces souterrains et les fit placer dans des salles hautes bien éclairées et bien aérées : « La variole, ajoute M. Bousquet, dut nécessairement s'aggraver dans cette situation ; c'est aussi ce qui arriva : aussi *rien ne manque à la démonstration.* »

Voilà donc le traitement des vaccinateurs, une sorte de vaccination aussi, du moins dans ses résultats : « Entourez, disent-ils, les varioleux de fraîcheur, tenez-les dans l'obscurité. Si nous sommes en été, mettez-les dans les salles les plus basses et les plus fraîches de la maison ; arrosez le parquet, jonchez-le de branches d'arbres, suivant l'usage des pays méridionaux ; enfin, empêchez la lumière d'entrer sans trop gêner la circulation de l'air. »

Maintenant revenons à Ambroise Paré : croyez-vous qu'après un traitement pareil, les sujets auront été, comme il l'exige, *purgez à suffisance pour la décharge de nature.*

M. Serres a-t-il traité la maladie? Non, il a simplement supprimé en partie la suppuration. Est-ce là une guérison ? N'est-ce pas, au contraire, la faute la plus grave qui puisse être commise en médecine, la répercussion ?

Aussi les conséquences sont claires et inévitables : à savoir que la PETITE VÉROLE, N'ÉTANT PAS BIEN PURGÉE, et c'est là le point important, ELLE CAUSE DIVERS ET FACHEUX ACCIDENTS.

Le fait n'est pas douteux : outre la récidive variolique sous n'importe quelle forme, l'accident qui se produit très-fréquemment est une résorption ou *métastase purulente*, souvent mortelle. Ou bien, ce qui est plus heureux pour le malade, le pus se réunit, s'amasse sur différents points du tissu cellulaire et vient former une quantité quelquefois considérable d'abcès ou clous (M. Gauthier de Claubry en a compté jusqu'à quarante-sept sur le même sujet); alors, sans consentir à voir la vraie cause, certains praticiens ont admis dans la variole une *diathèse purulente.*

M. Bousquet, en parlant de ce fait, dit : « *La vé-*
« *rité est que la petite vérole dispose à la suppuration*
« *comme elle dispose aux hémorrhagies. Et je ne*
« *parle pas de ces hémorrhagies actives, comme il en*
« *peut venir dans toutes les maladies d'irritation,*
« *j'entends des écoulements passifs d'un sang noir,*
« *diffluent, sans consistance et sans plasticité.* »

Un dernier mot; un fait curieux : parfois, la variole se déclare sous forme bien caractérisée de fièvre typhoïde, puis aboutit en variole normale, et — réciproquement (mais cela toujours), tous les prodromes de la fièvre typhoïde sont les prodromes de la variole ; les premiers symptômes sont les premiers symptômes de la variole.

Nous avons souvent été à même de constater ce fait, mais à notre témoignage nous joindrons celui du docteur Lentz de Warth, canton de Thurgovie ; dans un mémoire qu'il a publié sur les varioles qui se sont produites dans cette contrée en 1835, il nous fournit l'observation suivante :

« L'épidémie variolique, dit M. le docteur Lentz, « se compliquait souvent d'une fièvre de forme ty- « phoïde. *La varioloïde prenait aussi un caractère « typhoïde. Les deux variétés, variole et varioloïde, « se produisaient mutuellement suivant que les indi- « vidus étaient vaccinés ou non.* »

C'est le dernier mot de la discussion, car nous trouvons d'un seul trait dans cette remarque la preuve la plus incontestable de l'identité absolue des trois affections variole, varioloïde et fièvre typhoïde, qui se produisent au défaut l'une de l'autre, selon que la nature est libre ou aux prises avec un vaccin dont l'action sur la peau est plus ou moins énergique.

En résumé, on ne peut maintenant douter de ce travail désespéré de la fièvre typhoïde; outre les symptômes généraux, on voit toujours dans la dernière période de cette maladie apparaître à la peau, aux places même qu'auraient occupées les pustules, de petits points rouges semblables à des piqûres d'insectes qui viennent témoigner des violents et derniers efforts de la nature pour expulser la matière variolique.

Il est donc bien facile de suivre dans toutes ses évolutions cette fermentation un moment répercutée en fièvre typhoïde, puis sortant franchement en variole, ou bien tentant de se développer en variole et répercutée en fièvre typhoïde; il est bien facile, disons-nous, de suivre ces retours de la matière variolique soit qu'on observe les deux *temps* dans la même crise, soit qu'ils se présentent séparés par un laps assez long pour que le jeune praticien puisse, après avoir hésité dans son diagnostic au premier cas, voir dans le second cas deux accidents tout à fait distincts.

Nous concluons donc que si la matière, loin d'être retenue ou seulement contrariée dans sa marche, obligée à des volte-face, à des temps d'arrêt, en un mot à toutes sortes de manœuvres contre nature, si, disons-nous, la matière poussée au dehors par la fermentation naturelle, est aidée par tous les moyens au service de la médecine, comme il était d'usage autrefois dans le traitement de la variole, il est clair que, pas plus qu'autrefois, il ne se présentera de seconde variole soit interne, soit externe.

D'où il résulte évidemment que le traitement le plus logique de la fièvre typhoïde consisterait à soumettre les sujets à une influence variolique, afin que ce levain facilitât l'éruption qui commence à se développer, ou ramenât, même dans le cas de répercussion bien déterminée, la matière variolique aux voies régulières de la grande crise.

CHAPITRE II.

ANGINE VARIOLEUSE (DITE GANGRÉNEUSE). — ANGINE COUENNEUSE. — CROUP.

Cette maladie, très-commune, souvent même épidémique de nos jours, était sporadique autrefois, et les cas en étaient fort rares.

Il se présentait si peu d'occasions d'observer cette affection, qu'elle était presque inconnue des médecins. M. Trousseau, traitant du croup dans le *Dictionnaire de médecine*, expose que les auteurs anciens sont fort diffus sur ce point, et il ajoute : « Ce « n'est toutefois qu'en 1576 que Baillou, dans la sep« tième note (qu'on trouve à la fin de la constitution « de cette année, t. Ier, p. 148, édition de Genève), « parle le premier, d'après un chirurgien, d'une « espèce de fausse membrane trouvée dans la tra« chée-artère d'un enfant qui avait succombé à « une maladie promptement suffocante, alors in« connue. »

L'obscurité des descriptions données par les auteurs anciens a même amené quelques médecins à prétendre que cette maladie est nouvelle.

Cependant, si peu précis que soit l'exposé des symptômes, il est impossible de ne pas la reconnaître dans Arétée, lorsqu'il traite de l'ulcère syriaque.

Pendant un certain laps de temps les auteurs en faisaient à peine mention, lorsque Ghisi, en **1747**, à Crémone, ayant constaté la présence d'une fausse membrane dans le larynx d'un enfant mort d'une angine, eut le premier l'idée de reconnaître là une maladie particulière, qu'il désigna sous le nom d'*angine perfide*, pour la distinguer de l'*angine gangréneuse* ordinaire, qui ne se termine pas par suffocation. Depuis, cette angine perfide a reçu le nom de croup.

Au commencement du siècle, ce mal prit déjà des proportions d'épidémies assez graves pour inquiéter le gouvernement, qui mit la question au concours. Parmi les mémoires, les brochures, les livres de toute espèce qui surgirent à ce propos, on doit citer les études remarquables de Double et de Royer-Collard. Mais tous ces travaux, il faut le dire, agitèrent longtemps la question sans toutefois arriver à expliquer la cause, le principe et la nature vraie de cette affection.

Nous n'entrerons pas dans le détail des divisions, des classifications qui furent faites des cas plus ou moins différents de cette maladie, car ces divisions n'apportèrent aucune lumière. C'est ainsi qu'en même temps que Home publiait une dissertation sur la *suffocation strideuse*, Miller cherchait à faire distinguer du croup une affection qu'il appelait *asthme aigu des enfants*. Cette variété, qui ne se distinguait que par l'absence des fausses membranes, avait déjà été désignée sous le nom de faux *croup* par le docteur Trousseau, qui plus tard appelant *pseudo-membraneux* ou *pharyngo-laryngite couenneuse* le premier croup, distinguait celui-ci sous le nom de *croup non membraneux.*

Tout cela est peu intéressant. Nous citerons seulement l'exposé lucide et complet de l'angine gangréneuse, donné par M. Guersent, qui, plus souvent que tout autre, a eu l'occasion d'observer cette maladie. De cette exacte et consciencieuse description il nous sera facile de déduire la théorie tant cherchée, une théorie toute logique de l'origine et de la nature du mal :

« L'angine pseudo-membraneuse, dit M. Guer-
« sent, débute, comme la plupart des inflammations
« gutturales, par une rougeur plus ou moins vive
« du pharynx et le gonflement de l'une des deux
« amygdales, la fièvre est à peine sensible, la déglu-
« tition peu ou point douloureuse. Quelquefois ce-
« pendant la fièvre est intense dès son début, et tous
« les mouvements du cou ou pour avaler sont très-
« douloureux. Après la période d'invasion, qui est
« souvent si courte et si légère que le médecin n'en
« est presque jamais témoin, les différentes parties
« des fosses gutturales, telles que les amygdales, la
« luette, le voile du palais, les fosses postérieures du
« pharynx présentent *de petites plaques irrégulière-*
« *ment circonscrites, blanches ou d'un blanc jau-*
« *nâtre, lisses luisantes et d'un aspect lardacé. Ces*
« *plaques paraissent plus saillantes et comme* CON-
« VEXES DANS LEUR MILIEU ; *elles sont amincies sur les*
« *bords.* Dès leur apparition, les ganglions cervicaux

« et maxillaires sont plus ou moins gonflés ou dou-« loureux, et la gêne de la déglutition est plutôt en « raison du volume de ces ganglions, que de l'éten-« due des plaques qui se sont développées dans le « pharynx.

« L'accroissement des plaques est plus ou moins « rapide : quelquefois, dans l'espace de quelques « heures, toutes les fosses gutturales sont envahies « par cette exsudation qui les recouvre complète-« ment. Le plus ordinairement elles s'étendent irré-« gulièrement sur les amygdales, le voile du palais « et la luette. Tantôt la luette est enveloppée en « entier comme dans un petit doigt de gant, et sem-« ble très-gonflée et œdémateuse, à cause de la « demi-transparence de la fausse membrane ; d'au-« tres fois elle n'est envahie que d'un seul côté, et « courbée du côté malade en forme de crochet ; les « amygdales sont presque toujours très-inégalement « prises, et c'est constamment du côté où les pla-« ques sont le plus nombreuses et le plus épaisses « que les amygdales sont plus développées, et que « les ganglions cervicaux et sous-maxillaires sont « le plus volumineux. Presque aussitôt après l'ex-« tension des plaques, elles se circonscrivent d'un « cercle rouge, se boursouflent, se décollent ; et, « en se détachant ainsi par lambeaux, laissent suin-« ter quelques gouttelettes de sang qui se mêlent à « une salive plus ou moins abondante, écumeuse et « *extrêmement fétide*.

« On observe très-fréquemment, à cette époque « de la maladie ou dès le début, un écoulement par

« les narines d'un liquide séreux, jaunâtre ou sanguinolent, *d'une odeur nauséeuse*, ce qui est presque toujours l'annonce de l'invasion de la maladie « dans les fosses nasales. L'expuition sanguinolente est souvent accompagnée d'*épistaxis*.

« Pendant *le travail de l'exfoliation pseudo-membraneuse qui dure ordinairement huit à dix jours*, « le mucus buccal mêlé à la salive prend plus ou « moins de consistance, et facilite l'expuition des « lambeaux membraneux ou leur déglutition. Le plus « souvent, à mesure que les plaques se détachent, « elles se renouvellent dans l'espace de quelques « heures. Celles de seconde ou troisième formation sont ordinairement plus blanches et plus « minces que les autres; enfin elles cessent de se « renouveler. Mais ce n'est pas toujours ainsi que « la maladie marche vers la guérison : les plaques « tombent quelquefois dans une sorte de *deliquium*, « ou se ramollissent en partie comme de la bouillie; « elles sont ensuite expulsées avec des fragments « de membrane et un mucus sanguinolent. Ces deux « moyens de guérison ne sont pas les seuls qu'emploie la nature, et j'ai observé que, dans quelques « cas d'angine pseudo-membraneuse sporadique, « surtout lorsque les plaques sont peu étendues, la « fausse membrane, au lieu de se soulever, *adhère fortement au corps muqueux*, toujours recouverte « de l'épithélium, et que, dans cette juxtaposition, « *elle est à peu près résorbée couche par couche*, de « manière à disparaître progressivement. A mesure « que la résolution de la maladie s'opère ainsi dans

« le pharynx, les ganglions diminuent de volume « et cessent d'être douloureux, *à moins qu'ils ne « viennent à suppurer.*

« Aux signes locaux, pathognomoniques, que nous « venons d'exposer, se joignent des symptômes gé- « néraux dépendant de la lésion sympathique ou « directe de plusieurs autres appareils : la pâleur et « la *bouffissure de la face*, l'altération plus ou moins « profonde des traits. Dans quelques cas, surtout « *lorsque la maladie règne épidémiquement, on re- « marque sur diverses parties du corps des exsuda- « tions pseudo-membraneuses ou des plaques ana- « logues à celles qu'on observe sur les parois des « fosses gutturales. Ces exsudations ont leur siége « sur les lèvres, autour des ailes du nez, derrière les « oreilles*, etc.

« Lorsque l'angine pseudo-membraneuse coïn- « cide *avec la scarlatine épidémique, on observe « quelquefois sur la peau de grosses pustules rem- « plies d'une exsudation lardacée au lieu de pus, « d'autres fois des pustules gangréneuses ou de véri- « tables escarres.*

« Les organes gastro-intestinaux sont alors pres- « que toujours affectés secondairement, la langue « est gonflée, couverte d'un enduit muqueux très- « épais; elle est souvent rouge sur ses bords; des « vomissements fréquents ont lieu; ils sont presque « toujours déterminés par les efforts de l'expuition. « Le pouls, toujours plus ou moins fébrile dès le « début de la maladie et souvent fort et plein, de- « vient ordinairement plus grêle et plus petit lors-

« que l'angine a pris beaucoup d'intensité, et qu'elle « se prolonge jusqu'au deuxième et troisième sep- « ténaire.

« Les organes de la respiration sont souvent en- « vahis par l'exsudation pseudo-membraneuse *qui « s'étend du larynx à la trachée-artère et aux bron- « ches*. Cette extension de la maladie se manifeste, « dans quelques cas, presque instantanément au « moment même du développement des plaques « dans le pharynx; d'autres fois, c'est du troisième « au septième ou huitième jour de la maladie que « cette invasion a lieu. *Dès que l'exsudation pseudo- « membraneuse arrive à la glotte, il survient une « petite toux sèche, sifflante, par quintes courtes, « qui bientôt s'accompagne d'aphonie et de suffoca- « tion; c'est ce qui caractérise le croup.*

« Le croup n'est pas la seule affection des or- « ganes de la respiration qui s'observe dans l'angine « pseudo-membraneuse; il survient quelquefois du « troisième au septième jour de la maladie *une « broncho-pneumonie ou pneumonie catarrhale*, qui « est insidieuse dans son début, et masquée en par- « tie par les signes locaux de l'angine, à laquelle on « est porté à attribuer la fièvre et la toux. Celle-ci « n'est pas, dans ce cas, sèche, gutturale, avec « aphonie, comme dans le croup; *le mucus expec- « toré offre souvent des stries sanguinolentes*, et « l'auscultation et la percussion donnent tous les « signes d'un engouement catarrhal plus ou moins « prononcé dans les poumons. La fièvre est plus ou « moins intense, et s'accompagne de redoublements

« irréguliers. Cet état est d'autant plus grave que « l'altération des poumons est plus étendue.

« Les altérations pathologiques qu'on trouve dans « les cavités gutturales pendant la durée de l'an- « gine pseudo-membraneuse sont différentes, sui- « vant l'époque de la maladie à laquelle on les « examine. Dans la première période, avant le déve- « loppement des plaques, la membrane muqueuse « du pharynx est seulement rouge, injectée; les « vaisseaux capillaires sont plus ou moins déve- « loppés. Après le développement des plaques, on « remarque que l'épithélium recouvre l'exsudation « dans les endroits où les lambeaux pseudo-mem- « braneux ne sont pas détachés. La fausse mem- « brane est plus ou moins ferme, épaisse, et adhère « fortement, avant l'exfoliation, au tissu muqueux, « à la manière de la fausse membrane que produit « l'inflammation cantharidique. Le tissu muqueux « est injecté, rouge, plutôt desséché que boursouflé. « Il est infiltré de sang disposé par lignes ponctuées « ou par petites ecchymoses noires, inégales, oblon- « gues; cette disposition se remarque surtout sur « le pharynx et le voile du palais. Sur les amyg- « dales et la luette, la membrane muqueuse est « infiltrée de sang ou de mucus et *parsemée d'ec-* « *chymoses arrondies*. Indépendamment de cette al- « tération, on remarque souvent dans le tissu mu- « queux même *des taches oblongues*, *grises*, *sèches*, « *dans lesquelles la membrane muqueuse paraît* « *comme* CAUTÉRISÉE AVEC UN ACIDE. Ces taches tran- « chent très-bien avec les autres parties qui sont

« rouges ou noirâtres ; *mais dans aucun cas je n'ai* « *trouvé le tissu ramolli, noir ou gris, et présentant* « *précisément l'aspect et l'odeur de la gangrène.* Mes « observations sont d'accord, à cet égard, avec celles « de M. Bretonneau, de M. Deslandes et de tous « ceux qui, dans ces derniers temps, ont examiné « SANS PRÉVENTION ces altérations pathologiques. « J'ai vu seulement dans quelques cas la membrane « muqueuse un peu plus molle et comme *érodée à* « *sa surface, mais jamais de véritables escarres.*

« Dans la seconde période de l'angine gangré- « neuse, *les ganglions cervicaux et sous-maxillaires* « *sont très-développés, rouges violacés ou déjà ra-* « *mollis dans leur centre, et même quelquefois trans-* « *formés en entier en un liquide sanieux couleur de* « *lie de vin.*

« Lorsque la maladie se termine d'une manière « favorable, la membrane muqueuse des fosses gut- « turales est ordinairement recouverte d'un mucus « épais ou puriforme ; toutes les plaques pustulaires « grises ou noirâtres ont disparu pour faire place à « une *teinte rosée uniforme ; les amygdales sont un* « *peu rétractées sur elles-mêmes, à moins qu'elles ne* « *renferment quelque foyer purulent :* on ne trouve « aucune trace de cicatrice ou de perte de substance « à la surface des membranes muqueuses qui tapis- « sent les fosses gutturales : mais, sur les parties où « les fausses membranes ont été plus adhérentes, « plus épaisses et ont persisté plus longtemps, on « serait porté à croire qu'il y a eu érosion : le bord « du voile du palais, la luette, paraissent, dans quel-

« ques cas, comme *échancrées, et avoir perdu une* « *portion de leur tissu.* Ce n'est pourtant qu'une « illusion qui a souvent donné lieu à des erreurs. « Quand on observe, en effet, avec attention, on « reconnaît que ces parties ne présentent aucune « apparence de cicatrice, mais que leur tissu plus « dense est rétracté sur lui-même. *Si la luette a été* « *enveloppée en entier par la fausse membrane, elle* « *est uniformément rapetissée, et son volume a quel-* « *quefois diminué des trois quarts ; lorsqu'au con-* « *traire elle n'a été recouverte que d'un seul côté par* « *une plaque membraneuse, elle est alors recourbée* « *en forme de crochet de ce même côté ; l'échancrure* « *des voiles du palais est due à la même cause. Lors-* « *qu'une amygdale a été recouverte immédiatement* « *en entier par une plaque* (pustule) *très-épaisse et* « *qui a adhéré longtemps, elle est après la guérison* « *tellement resserrée* (rongée), *qu'on l'aperçoit à* « *peine entre les piliers des voiles du palais. J'ai été* « *surpris plusieurs fois de voir ainsi la* RÉTRACTION « *d'amygdales qui étaient si volumineuses avant l'in-* « *vasion de la maladie qu'elles gênaient la prononcia-* « *tion et qu'il avait été question de les extraire.* »

M. Bretonneau avait déjà démontré, dans les intéressantes observations qu'il a publiées sur cette maladie, que l'angine maligne épidémique n'était point de nature gangréneuse, comme on l'avait pensé jusqu'alors ; il la considère comme une inflammation pelliculaire. Il confond, du reste, cette angine avec le croup. « *Ces maladies*, dit-il, *sont identiques* « *sous le rapport de l'anatomie pathologique, et ne*

« *diffèrent que quant au siége qu'elles occupent.* »

Voici comment s'exprime sur cette question M. le professeur Trousseau, qui du reste la résout dans le même sens : « La complication la plus fré-« quente du croup est celle de l'angine pharyn-« gienne couenneuse, puisque dans presque tous « les cas, c'est par cette maladie qu'il commence, « ou plutôt par le pharynx qu'il débute, car *c'est « évidemment la même maladie, et nous ne l'in-« diquons ici comme distincte que pour nous con-« former à la marche consacrée dans la plupart des « nosographies.* »

Du reste, pour bien poser notre dissertation, et pour bien faire ressortir les signes soit symptômatiques, soit anatomiques, sur lesquels nous voulons nous appuyer, nous allons rappeler en détails tous les caractères que présente le croup.

L'invasion se manifeste ordinairement par des frissons suivis d'un léger mouvement fébrile, des douleurs dans le dos, dans la gorge, une sensibilité des parties antérieures du cou, un gonflement plus ou moins appréciable des ganglions sous-maxillaires; il y a rougeur du pharynx, distension des amygdales; souvent lorsque le médecin est appelé, ces premiers symptômes ont été parcourus et la gorge, le voile du palais, la luette, les amygdales, sont déjà recouvertes de petits points blancs de la grosseur d'un grain de millet; il se fait par les narines un suintement séreux, jaunâtre et fétide.

La durée de ces symptômes est le plus souvent de quatre à cinq jours : mais il arrive parfois que la première et la seconde période se confondent; et que la maladie marche avec une rapidité telle, qu'ils ont été parcourus dans l'espace de vingt-quatre heures.

La seconde période est marquée par une toux sèche, d'un caractère spécial, qui est accompagnée d'aphonie, de suffocation, et qui revient par quintes à des intervalles plus ou moins rapprochés. La voix subit alors un changement très-notable; elle devient rauque comme dans l'enrouement, et quelquefois elle s'éteint presque entièrement. La toux alors est accompagnée d'une espèce de bruit ou de sifflement particulier qui se fait entendre dans la poitrine; de même que dans l'asthme, les efforts pour reprendre la respiration se font pendant les accès de toux, et déterminent des mouvements spasmodiques et convulsifs. Le sifflement devient tellement bruyant qu'il s'entend à une certaine distance du lit du malade; les quintes de toux sont alors plus fréquentes et font éprouver des douleurs assez vives dans le larynx et dans la poitrine : à mesure que les accès se rapprochent, — bien que d'une courte durée, la toux provoque une espèce de suffocation qui détermine souvent une bouffissure de la face, un gonflement et une injection violacée des lèvres; les accès à peine terminés, la figure devient pâle et livide.

Alors arrivent les vomissements, dans lesquels les concrétions qui se sont formées dans l'œsophage et dans toute la région buccale se détachent et se trouvent expulsées.

Chaque vomissement, soit naturel, soit provoqué, fait éprouver un soulagement au malade; la respiration est alors moins gênée, le pharynx se remplit de mucosités transparentes mêlées de petites concrétions membraneuses; ces matières se trouvent expectorées à chaque quinte de toux.

Dans le cas d'une terminaison heureuse, c'est sous l'influence de l'expuition et de l'expectoration de ces exsudations lymphatiques qu'on voit survenir l'amélioration.

Alors s'arrête la formation des concrétions.

Nous avons compris que les recherches d'anatomie pathologique, dont l'exposé n'eut eu pour preuve que notre propre affirmation, ne pouvaient pas suffire ; nous avons voulu nous mettre à l'abri de toute dénégation, de toute discussion, au moins quant à la base, quant au point de départ de notre thèse; aussi nos prémisses sont les descriptions et les autopsies reconnues et acceptées aujourd'hui comme classiques.

Nous n'avons rien trouvé de mieux sur cette matière que les savantes recherches de M. le professeur Trousseau, publiées dans son article *Croup* du *Dictionnaire de médecine;* ces recherches nécroptiques faites avec tant de conscience, tant de soin et surtout si clairement décrites, viennent si bien corroborer notre opinion et nos recherches, que nous aurions craint, si cette description eût été nôtre, d'être accusé par nos adversaires de l'avoir imaginée tout exprès pour le besoin de la cause.

« Lorsque le malade à succombé dans la seconde « ou troisième période, dit M. Trousseau, on ob- « serve quelquefois plus de concrétions plastiques « dans le pharynx au moment de la nécropsie, même

« lorsque le croup a débuté par cette région, parce « qu'elles ont été détruites par les applications topi« ques, ou par les efforts même de la nature, surtout « lorsque les plaques pseudo-membraneuses sont peu « étendues; mais elles sont toujours plus ou moins « considérables dans le larynx. La concrétion plas« tique est quelquefois bornée à l'orifice de la glotte « et à l'épiglotte ; elle est toujours très-adhérente sur « ces parties, et paraît recouverte de l'épithélium, « surtout si le malade a succombé promptement. « Mais si la mort n'arrive que plusieurs jours après « que la maladie est bien confirmée, l'épithélium est « souvent ramolli et détruit, et la fausse membrane « est alors à nu. Dans le larynx, les plaques couen« neuses sont aussi toujours plus ou moins adhé« rentes, mais jamais recouvertes d'épithélium, et « seulement enduites d'un mucus écumeux, quel« quefois puriforme. Tantôt toute la face du larynx « est exactement incrustée d'une fausse membrane « qui pénètre jusque dans les ventricules, où elle « adhère plus fortement qu'ailleurs; tantôt on ne « retrouve que quelques lambeaux membraneux à « la face postérieure du cartilage thyroïde, ou seu« lement sur les arythénoïdes. Le plus souvent la « fausse membrane pénètre dans la trachée-artère « sous la forme d'une lame plus ou moins étendue, « appliquée à la face antérieure ou postérieure de « cet organe, ou, plus rarement, sous la forme d'un « cylindre complet.

« Dans quelques cas, elle se prolonge dans une « partie des grosses bronches, et quelquefois même

« jusque dans les dernières ramifications, tantôt sous « la forme tubulée, tantôt sous celle de rubans plus « ou moins étroits et presque linéaires. La fausse « membrane est presque toujours un peu adhérente « dans la trachée, vers la partie supérieure du côté « du larynx, et flottante dans le reste de son éten- « due, entre deux couches de matières muqueuses et « puriformes, ou floconnées. *Cependant je l'ai trouvé « plusieurs fois intimement adhérente à la face an- « térieure de la trachée-artère; la membrane mu- « queuse, sèche, offre alors les stries longitudinales « et des points rouges qu'on ne retrouve pas aussi « constamment lorsque la concrétion pelliculaire est « flottante, et la surface de la membrane lubréfiée « par des mucosités. Les points rouges pénètrent « quelquefois dans le tissu même de la concrétion « plastique, et ne sont pas le produit de simples ta- « ches sanguines, car elles persistent après la macé- « ration dans l'eau.*

« *Ces petits points sont sans doute le commencement « de ces linéaments vasculaires, qui ont été indiqués « par quelques observateurs, que j'ai aussi signalés « moi-même, et qui sont constatés par les pièces d'a- « natomie pathologique que Sœmmering a conservées « dans son cabinet.* On ne trouve pas de stries rou- « geâtres, ni les points rouges dans les bronches « comme dans la trachée-artère : la membrane mu- « queuse est simplement rosée, ou quelquefois même « décolorée, principalement chez les sujets débilités « par des maladies antécédentes ou des saignées.

« Les bronches contiennent aussi plus ou moins

« de mucus d'un blanc verdâtre ou puriforme. »

M. Trousseau fait suivre cette minutieuse description d'une énumération de cent soixante-quatorze autopsies de croup, afin d'exposer les différents cas où les concrétions ont occupé plus particulièrement la trachée-artère seulement, ceux où ces fausses membranes pénétraient dans les bronches, et les cas plus rares qui ne présentaient aucune fausse membrane; voici comment il décrit ces concrétions : « Le plus ordinairement, dit-il, elles sont, lors de « l'invasion, épaisses, blanches, jaunâtres, opaques. « Elles ont souvent presque l'épaisseur d'une ligne; « d'autres fois beaucoup moins. *La face qui regarde « la membrane muqueuse est quelquefois piquetée de « petits points rouges ; d'autres fois on observe une « ligne rougeâtre.* **LES FAUSSES MEMBRANES N'OFFRENT « PAS TOUJOURS DANS LEUR TEXTURE UN TISSU HOMOGÈNE ; ELLES SONT COMPOSÉES SOUVENT DE PETITS « FLOCONS ARRONDIS, AGGLOMÉRÉS, OPAQUES, DISSÉMI« NÉS DANS UNE TRAME PLUS CLAIRE ET PLUS TRANSPA« RENTE.** Leur consistance est très-variable; dans la « plupart des cas elle est ferme et presque coriace; dans « d'autres, au contraire, elle est molle et diffluente, « surtout à mesure qu'elle s'éloigne du larynx. »

Comme il est facile d'en juger, il ressort de tous les passages soulignés que décrire le croup, l'angine couenneuse ou pseudo-membraneuse, l'angine dite gangréneuse, suivre dans leurs détails ses symptômes tout particuliers est la meilleure, la seule manière de démontrer que cette maladie, dont la cause et la nature sont restées jusqu'à ce jour parfaitement ignorées, n'est autre chose qu'une variole anormale, c'est-à-dire tout comme la fièvre typhoïde, une petite vérole dont l'élimination a été détournée de ses voies naturelles, en un mot, une variété ou une forme pathologique de la variole.

En effet, suivez l'analogie, l'identité des symptômes : quand cette rétroversion variolique a été interrompue dans sa marche par le traitement, de même que dans le cas de petite vérole naturelle, interrompue par le traitement abortif, il se produit des abcès; ces abcès ont pour siége les amygdales, et viennent là encore prouver la répercussion de la matière variolique. Il se produit en outre, comme dans la *maladie* du chien, un écoulement par les fosses nasales, un épanchement de mucosités bronchiques, etc.

Comme la variole, ces différentes angines sont susceptibles de contagion; elles se présentent aux mêmes saisons que la variole et la fièvre typhoïde, et leurs épidémies se confondent généralement avec les épidémies de ces deux affections.

Quant à cette concrétion pelliculaire de l'angine, c'est toujours cette même matière que nous trouvons éliminée à la peau dans la variole, concrétée au poumon en tubercules dans la phthisie, s'épanouissant en pustules internes aux intestins dans la fièvre typhoïde.

C'est bien cette même matière : nous retrouvons toujours dans les trois cas tous les caractères physiques, la couleur, la constitution, cette odeur fétide *sui generis ;* maintenant, considérons les caractères chimiques, là est l'analogie la plus frappante, bien plus, le signe incontestable de l'identité.

Nous voulons parler de l'action *caustique et corrosive*. C'est bien cette matière qui *ronge la peau* dans la variole, qui *détruit le poumon* dans la phthisie, qui *perfore les intestins* dans la fièvre typhoïde, c'est bien cette matière, nous la retrouvons encore quand la nature, impuissante à la variole, l'a rejetée sur les organes laryngo-pharyngiens; si elle ne détermine pas presque immédiatement l'asphyxie du sujet, elle laisse sur ces organes cette profonde empreinte qui partout la dénonce sûrement. Elle *détruit la luette, les amygdales*, ou une partie des voiles du palais, ou bien à la surface des membranes muqueuses qui tapissent les fosses gutturales, et particulièrement aux parties où les fausses membranes ont été le plus adhérentes, elle laisse des traces qui viennent là aussi témoigner de la présence des pustules.

Ces altérations pathologiques, cette destruction des parties avec lesquelles la matière a été en contact ont dû contribuer beaucoup, nous le comprenons, à accréditer l'opinion de ceux qui croyaient à une affection gangréneuse, qui regardaient les plaques comme des escarres auxquelles succédaient nécessairement des suppurations et des pertes de substance.

La petite vérole, l'angine couenneuse, l'angine gangréneuse et le croup sont donc une seule et même crise, naturelle dans le premier cas, comprimée, détournée et devenue pathologique dans les autres.

Ces répercussions peuvent être dues à une cause quelconque; mais les causes, de tout temps, ont été fort rares, puisque avant le commencement du siècle, peu de médecins avaient eu l'occasion d'observer ce fait, rare à ce point que l'on a pu croire à la nouveauté de cette affection.

Aujourd'hui, ces cas accidentels ont été, comme la fièvre typhoïde et comme tant d'autres maladies fort répandues, presque généralisés par le vaccin.

CHAPITRE III.

DES TUBERCULES, DE LA PHTHISIE ET DE LA DÉTUBERCULISATION PAR LA PETITE VÉROLE.

(Observations et expérimentation.)

Nous sommes arrivés au point capital de notre travail; nous allons montrer, complétée par l'expérience et appliquée dans la pratique médicale, la découverte de la nature des tubercules.

Les tubercules, ces granulations blanchâtres, de forme miliaire, qui se trouvent naturellement, même dans l'enfant nouveau-né, peuvent, quoique rarement, affecter n'importe quel organe, mais se rencontrent très-communément, on le sait, dans les organes pulmonaires.

Dans un temps donné, ces tubercules doivent se développer, puis dégénérer; la matière, alors expulsée par l'expectoration, laisse dans l'organe de la respiration ces cavernes tuberculeuses dont l'ensemble constitue la phthisie pulmonaire.

Il est inutile de rappeler ici le nombre des maladies de ce genre devenu aujourd'hui énorme; tout le monde assiste chaque jour aux désastres produits par cette affection qui, en dépit de tous soins, de toutes précautions, de tous changements de climat, de tous traitements imaginables, dévore chaque année une fraction énorme de la population. Et cette fraction est presque toujours choisie parmi les sujets jeunes, pris et emportés à l'âge le plus intéressant, au meilleur temps de la vie, au moment où la famille fonde sur eux ses plus douces, parfois ses plus brillantes espérances.

Le génie médical s'est épuisé en recherches; il a épuisé les ressources de la thérapeutique, sans pouvoir découvrir un remède à ce mal inexorable; on a tout essayé depuis le système expectant jusqu'aux médications les plus énergiques, jusqu'aux spécifiques des charlatans, et le mal impitoyable a toujours poursuivi sa marche impassible, sans presser mais sans retarder d'une heure le dénoûment fatal sur lequel il n'est plus permis, depuis bien longtemps, de se faire illusion.

Tant de recherches, tant de travaux n'ont amené qu'un seul résultat, résultat important toutefois; on est arrivé, dans le cas de phthisie, à une rare perfection de diagnostic. Les Laënnec, les Chomel, les Andral, sous ce rapport, ont fait faire un grand pas à la science; aujourd'hui le médecin peut, avec une certitude désolante, reconnaître à l'auscultation la profondeur du mal; il peut dire avec une admirable précision : Là sont les cavernes tuberculeuses : elles sont creusées jusqu'à ce point ; là sont des tubercules crus; — ici des tubercules dégénérés, et la dégénérescence a atteint tel degré.

Il peut dire encore : Le mal fera tels progrès; ils seront lents ou rapides; il peut fixer l'époque de la crise, presque la date de la mort; mais sa science s'arrête là.

Science terrible, bonne seulement à désespérer le médecin! est-il en effet une situation plus cruelle pour un homme de cœur? Est-il un sentiment plus douloureux que la conviction de son impuissance absolue? Il voit un sujet sain de tous points, jeune, plein de séve, mais il reconnaît l'existence de tubercules et tout est dit; cet homme, qui trouverait et dans sa constitution et dans l'art même de victorieuses ressources contre toute autre maladie, cet homme est perdu sans espoir; on prophétisera toutes les phases cruelles de l'œuvre de destruction, on les suivra une à une sans pouvoir lui prêter le moindre secours; on le verra mourir et on restera l'arme au bras. Pour qui des deux est le plus cruel supplice?

Donc, considérée ainsi, la matière tuberculeuse est un germe de mort; et longtemps on s'est demandé pourquoi la nature, dont l'œuvre est toujours parfaite, a mis et emprisonné en nous un principe de destruction.

Or, il n'en est pas ainsi, le tubercule ne devient

un principe mortel que lorsqu'il se développe : à l'état rudimentaire il est inoffensif. Le développement funeste du tubercule n'est pas dans les conditions normales réglées par la nature ; non, la nature n'a pas mis en nous les tubercules comme un germe de destruction ; non, les tubercules ne doivent pas se développer.

Non, la nature ne voulait pas livrer l'organisme à un ennemi aussi implacable ; elle avait ménagé une issue. Dans des conditions régulières, elle nous assure contre le danger ; sa prévoyance EXPULSE D'UNE FAÇON TOUTE NORMALE PAR LA PETITE VÉROLE LA MATIÈRE TUBERCULEUSE, JUSTE AU MOMENT OU LES TUBERCULES, INOFFENSIFS ENCORE, PEUVENT DEVENIR FUNESTES A L'ORGANISME.

S'ils prennent ce caractère désastreux, c'est qu'un accident quelconque est venu contrarier la marche de la nature ; c'est qu'une perturbation quelconque de l'économie soit développe prématurément le tubercule, soit s'oppose à l'élimination prévue.

Maintenant, telle est la puissance du mouvement variolique, que lors même que le temps fixé par la nature est passé, lorsque la matière tuberculeuse déjà concrétée est arrivée à un degré de développement fort avancé, lorsque les tubercules ont atteint un certain degré de maturité, lorsque les organes respiratoires sont envahis, lorsque de guerre lasse le médecin se retire et rend le malade à un ennemi qui ne fait jamais grâce ; enfin, lorsque tout est désespéré, il est encore une ressource : à ce moment-là même, telle est la puissance de cette généreuse fermentation, que la variole peut encore présenter une chance de salut.

Mais, dans tous les cas, quand la dégénérescence tuberculeuse n'est pas encore opérée, quand le sujet est encore dans de bonnes conditions de vitalité, quand l'affaiblissement général produit par la maladie permet encore l'absorption et l'éruption de la petite vérole, — l'inoculation, on le comprendra maintenant, ouvre la seule voie que la nature puisse trouver à l'élimination des tubercules et est le moyen qui seul peut sauver le malade.

Nous le répétons, nous ne faisons point une théorie, toujours contestable comme toute théorie : nous sommes parti de faits auxquels les témoignages authentiques ne manqueront pas. Nous avons suivi la marche la plus prudente : ce que l'expérience nous avait donné, nous l'avons confirmé par l'expérimentation ; le lecteur n'aura donc pas à discuter la justesse de notre raisonnement, la logique de nos déductions, mais simplement à vérifier l'exactitude des faits que nous avançons.

Notre première observation est l'histoire d'un nommé Adolphe C***, qui a fait quelque bruit à Paris, il y a trente ans. Le roman, je crois même le théâtre, ont saisi et développé d'une façon plus ou moins heureuse son aventure, en réalité du reste fort originale.

C***, notre camarade de collége, né de parents phthisiques, du reste bien et dûment vacciné lui-même, présentait dès l'enfance toutes les apparences de la phthisie tuberculeuse. A vingt ans, il fut officiellement condamné par tous les médecins : la Faculté, interrogée, calcula le temps nécessaire au dernier développement et à la dégénérescence des tubercules qui avaient envahi les organes de la respiration et déclara qu'il avait tout au plus deux ans à vivre.

C*** venait d'être émancipé : il était maître de sa fortune; frêle, maigre, pâle, voûté, avec le thorax déprimé, la voix voilée, une toux sèche permanente, il présentait un type complet de ce qu'on appelle dans le monde *un poitrinaire*. Il était pourtant d'un caractère vif et résolu; il prit bien vite son parti, fit deux parts égales du capital qu'il possédait, et au risque de rapprocher encore le terme fatal, il se jeta tête baissée dans les débordements les plus insensés.

Croyant n'avoir rien à perdre, il ne reculait devant aucun excès : c'était toujours autant de pris sur la mort.

Il cherchait l'oubli dans des désordres sans exemple : c'était des témérités exorbitantes devant lesquelles reculaient les fous les plus hardis qui devaient naturellement baisser pavillon devant un fou désespéré.

De cette vie impossible dont le détail appartient au domaine de la fantaisie, il résulta, non pas ce que tout le monde attendait c'est-à-dire, une décomposition plus rapide de l'organe attaqué et la mort en quelques mois, mais une réaction, une sorte de réveil de la vie animale. Toutes ces violences, loin d'avoir une action destructive, secouèrent la torpeur de l'économie envahie par la matière tuberculeuse.

La circulation devint plus active; l'exaspération

de l'organisme détermina une sorte de réaction, et en dépit du vaccin, la petite vérole se déclara *spontanément.*

Je fus appelé conjointement avec le docteur Saint-Amand : la variole se développa d'une façon toute normale, sans accidents notables. Les pustules prirent le caractère de la variole confluente ; jusqu'ici rien d'extraordinaire.

Mais bientôt, vers le sixième jour, et là est le fonds de notre observation, au moment où le pus commença à envahir et à gonfler les pustules, nous eûmes à constater un fait des plus intéressants et des plus curieux.

L'oppression dont C*** n'avait jamais cessé de souffrir se dissipe graduellement : la toux sèche habituelle qui avait augmenté les premiers jours de la variole devient moins intense, puis plus rare et disparaît complétement. Il en est de même de l'expectoration.

Le malade croit sentir ses poumons débarrassés d'un poids énorme : pour la première fois, il lui semble que sa poitrine se dilate ; il déclare éprouver un bien-être indicible et complétement nouveau pour lui, — il respire.

Les pustules se dessèchent, tombent, enfin suivent de tous points la marche régulière.

Nous procédons, le docteur Saint-Amand et moi, à une auscultation de la poitrine, opération que nous avions déjà pratiquée bien des fois sur le sujet avant sa variole.

Au son mat que rendait d'habitude la partie supérieure du poumon droit a succédé un son clair; le râle crépitant qui se faisait entendre d'une manière notable dans la partie moyenne du même poumon a complétement cessé; l'air pénètre profondément dans toute l'étendue de la poitrine qui semble dès lors parfaitement dégagée.

La convalescence fut rapide : peu de temps après la guérison, arriva l'échéance fatale fixée par la Faculté pour là dégénérescence des tubercules, échéance prévue et acceptée par C***, comme nous l'avons dit, et sur laquelle il avait basé le calcul, fort simple du reste, de la répartition ou plutôt de la dissipation de sa fortune.

Son calcul fut plus sûr que celui de la Faculté. Un beau matin, il s'éveilla radicalement ruiné, et complétement guéri.

C'était décidément l'homme des situations et des partis extrêmes; devenu d'une force de constitution remarquable, il se mit à user de sa vigueur comme il avait usé de sa fortune. Pour subsister, il se retira à la campagne, aux environs de Caen, et se fit chasseur de profession; le riche viveur devenu fort, de superbe allure, ne craignant ni froid, ni accidents, ni intempéries des saisons, passait souvent des jours et des nuits d'hiver à l'affût, en plein marais.

Il continua vingt ans impunément ce rude métier, qui pour tout autre eût été bientôt pernicieux. Nous pourrions dire, selon le proverbe populaire : *il fallut le tuer*. Toujours est-il que sa santé ne fut jamais altérée et qu'il mourut d'un coup de son fusil parti par mégarde au moment où il transportait à travers le marais un chasseur sur ses épaules.

L'observation ne pouvait être douteuse : c'était bien la petite vérole qui avait sauvé le malade; le fait était d'autant plus clair qu'il n'y avait eu ni crise, ni surprise, et que j'avais pu suivre le progrès graduel de la guérison de la poitrine en raison directe de la marche de la petite vérole.

Ce changement opéré dans la voix, cette douleur dans le dos, cette petite toux, cette oppression, cette complication de péripneumonie et de laryngo-pharyngite, tous symptômes qu'on remarque de temps en temps dans les cas de variole, mais dont jusqu'ici l'absence comme la présence est restée absolument inexpliquée, ces phénomènes, dis-je, trouvent leur explication toute naturelle dans le travail de la DÉTUBERCULISATION. Le fait est significatif; il montre, question grave, la variole salutaire.

Nous ne pouvions pourtant rien publier alors : nous nous serions cru aussi léger que les propagateurs de la vaccine, si, sur un seul fait, tant spécieux, tant merveilleux qu'il fût, nous avions seulement entamé une théorie; nous devions faire ce qu'au commencement de ce livre nous reprochions aux vaccinateurs de l'Académie de n'avoir pas fait : attendre l'expérience, nous mettre en garde contre le vaccin, l'étudier longtemps et partout; voir la petite vérole à l'œuvre en toutes circonstances, étudier la nature chimique et des tubercules et de la matière variolique, enfin, nous livrer à ce travail patient et consciencieux que nous n'avons jamais interrompu depuis trente ans.

Nous nous gardâmes donc de préjuger; seulement, à partir de cette expérience, sans rien conclure, nous dûmes songer que la variole n'est pas simplement un mal comme le prétendaient nos maîtres, et rechercher le mode d'action du vaccin.

Bientôt les observations se multiplièrent et donnèrent des résultats analogues; plus tard, à quelques années de là, en 1828, je fus moi-même atteint de la variole; moi aussi, quoique dans des conditions beaucoup moins graves que celles où se trouvait C***, moi aussi j'avais souffert dès l'enfance d'une oppression, qui avait fait diagnostiquer à M. Double l'existence probable de tubercules, et durant la variole cette oppression disparut complétement. Ma constitution, de faible qu'elle avait été durant toute mon enfance et ma première jeunesse, devint vigoureuse, et ma santé fut parfaitement affermie.

J'eus beau réfléchir, fouiller, déduire, il me fut impossible de puiser dans les théories données par nos professeurs une explication satisfaisante de faits évidemment considérables, qui venaient se jeter à la traverse des dogmes officiels et bouleverser toutes les idées reçues.

Il fallut bien chercher ailleurs, accepter un autre point de vue, ne plus dire : La petite vérole est un mal pestilentiel, un virus jeté dans la circulation, un empoisonnement dont on doit éviter la contagion, ou au moins, autant que possible, arrêter l'action. Il fallut remonter aux anciens, aux Grecs, aux Arabes, à cette théorie qu'on ne nous citait alors que pour nous en montrer la prétendue absurdité et nous prémunir contre elle.

Dès lors les choses changent de face; la question cesse d'être obscure et le phénomène non-seulement auquel j'avais assisté plusieurs fois, mais encore que j'avais subi pour mon propre compte dans toutes ses phases, le phénomène, que je retournais vainement pour en découvrir le sens, s'explique de lui-même, et ces observations prennent pour moi le caractère le plus sérieux; désormais, quand les expériences nouvelles et l'expérimentation seront venues, comme on va le voir, les consacrer, ils auront une signification qui doit compter dans l'histoire ÉTERNELLE de la variole.

A partir de ce jour, j'avais acquis une conviction suffisante pour qu'il fût de mon devoir au moins de décliner la responsabilité de toutes les vaccinations qu'on multipliait à l'infini.

A partir de ce jour, je ne me permis de vacciner personne; je me montrai sur ce point plus fidèle à mes convictions que Jenner qui, comme nous l'avons vu, l'année même de la publication de sa brochure, l'année même où il reçut du Parlement, pour sa découverte, une récompense nationale, n'osa point vacciner son second enfant, et lui inocula la variole. Nous avons été de meilleure foi que Gregory, dont nous aurons souvent à parler dans l'histoire du vaccin: Gregory fut l'un des plus zélés propagateurs de la vaccine, l'auteur des plus nombreuses et des plus ardentes publications en faveur du vaccin, l'homme des plus chaudes convictions ; non-seulement il parla, écrivit, intrigua en faveur du système, mais encore exécuta lui-même plus de quinze mille vaccinations en une seule année ; et à ce moment-là même, il se garda bien, lui aussi, de vacciner ses enfants, et leur inocula la variole sans pour cela interrompre le cours de sa brillante carrière de novateur heureux, sans pour cela cesser de vacciner passionnément toute l'Angleterre.

Je ne cherchais point une thèse ; je ne confectionnais ni ne perfectionnais une théorie ; j'étais seulement effrayé d'un désastre suspendu sur la tête de toute l'espèce ; j'avais vu et observé deux fois, et tout comme je faisais pour ma clientèle, je fis pour mes enfants : j'eus soin que pas un d'eux ne fût vacciné.

Dix ans plus tard, je recueillais déjà un premier fruit de cette sage précaution : mon fils aîné, à la suite de la disparition subite d'une rougeole, fut atteint d'une inflammation pulmonaire des plus graves. M. Chomel constata dans le poumon droit la présence de tubercules, dont quelques-uns étaient même arrivés à un certain degré de développement et même de dégénérescence.

Ce diagnostic, que je ne pouvais depuis longtemps me décider à prononcer, et sur lequel désormais il ne m'était plus permis de m'abuser, ce diagnostic était la condamnation de mon enfant.

Mon fils était perdu : de l'aveu de M. Chomel, je ne devais conserver aucune espérance.

Nous étions à la fin de l'automne : le malade présentait tous les symptômes alarmants. La toux était grasse et fréquente, l'expectoration abondante et de mauvaise nature : dépression thoracique du côté malade, oppression, bruit de gargouillement à la partie supérieure du poumon droit : fièvre lente, continue, accompagnée de légers frissons : chaque jour régulièrement, des paroxysmes produisant une coloration passagère de la pommette droite, abattement général.

Il n'y avait plus à hésiter : si grave que fût la tentative, il fallait se hâter de prendre un parti. Ma conviction était fermement arrêtée : nous l'avons dit, nous ne pouvions douter de l'action de la variole sur les tubercules, mais en réalité, c'était une tentative, une tentative en opposition absolue avec toutes les idées reçues : il n'y avait cependant point de temps à perdre ; je tenais une chance de salut à condition d'agir immédiatement : l'enfant était perdu, je ne balançai point ; je lui fis contracter la variole.

Il est difficile d'imaginer une péripétie plus cruelle, une épreuve de plus d'angoisses : pourtant, en réalité, je ne risquais rien et d'autre part, si je ne m'étais pas trompé, mon enfant était sauvé.

Au point de vue de la science, c'était la contre-épreuve rigoureuse de l'observation de C*** : en ce cas, le succès de l'expérimentation venant confirmer les succès de l'expérience apportait non pas une preuve de plus en faveur de la théorie, mais *la preuve*, comme on dit en mathématiques.

J'étais alors à la campagne, au Vaudreuil : j'appris qu'à Louviers le docteur Picard avait dans sa clientèle un sujet atteint d'une variole confluente, qui se trouvait dans le dixième jour de l'éruption : je conduisis mon fils chez ce malade et je le laissai séjourner avec lui deux heures environ : puis je pris un linge imprégné de matière variolique.

Le soir, 23 octobre 1836, j'applique ce linge sur la poitrine de l'enfant, je le fixe par un gilet de flanelle, et je fais prendre une infusion sudorifique.

Dès lors, j'attends non sans anxiété le développement des symptômes varioliques. Je ne songeais plus à la gravité de ma tentative, car je n'avais pas un doute sur l'excellence de la marche que je suivais, je n'avais pas un doute sur le principe de cette épreuve : mais je voyais la période avancée de la maladie pulmonaire, je craignais qu'il fût trop tard et que la petite vérole ne pût se développer.

L'incubation dura cinq jours.

Enfin le 28 j'eus le bonheur de voir se déclarer franchement les symptômes si impatiemment attendus : malaise général, céphalalgie, frissons, suivis de fièvre, douleurs dans les membres et dans les lombes, étourdissement, bourdonnement dans les oreilles.

Le 29, la face est rouge et en l'examinant avec attention, on aperçoit une foule de petits points coniques très-peu saillants. Le lendemain, les pustules commencent à se former, épistaxis. La peau est chaude et moite : le pouls large et plein donne cent douze pulsations : toux, respiration gênée : l'air pénètre difficilement dans le poumon droit.

Jusqu'au sixième jour, les pustules suivent une

10.

marche régulière. Le septième, céphalalgie et délire : le huitième jour, nouvel épistaxis qui fait cesser le délire : les pustules couvrent entièrement le corps et les muqueuses buccales. La toux est un peu plus fréquente, mais sèche et sans expectoration.

Le neuvième jour enfin nous commençons à reconnaître le travail qui s'opère dans les organes pulmonaires. Le malade est plus calme, le pouls a diminué ; il ne donne plus que quatre-vingt-dix pulsations ; le délire a disparu ; l'enfant n'accuse plus de douleur ; *la respiration est plus libre.*

Les pustules sont arrivées au summum de leur développement ; la tuméfaction de la face et des extrémités est moindre ; celle des paupières a complétement cessé et permet au malade d'ouvrir les yeux. Les poumons semblent dégagés ; cependant un léger bruit de crépitation se fait encore entendre dans la partie supérieure du poumon droit. La respiration est plus étendue et le malade très-calme ; la toux persiste.

Le douzième jour, la tuméfaction de la face a complétement disparu ; les pustules qui la recouvrent se dessèchent, quelques-unes même commencent à se détacher ; les pustules des bras et des membres inférieurs ont encore conservé toute leur transparence ; partout l'aréole inflammatoire s'est affaissée. La toux est rare ; les bruits de mauvaise nature ont cessé de se faire entendre dans la poitrine.

Du vingtième au trentième jour, toutes les pustules sont desséchées et tombent ; la toux a complétement disparu. La partie du thorax correspondant au poumon droit reste toutefois légèrement déprimée. Cet affaissement, conséquence de la maladie pulmonaire, persiste longtemps encore après la guérison, bien que l'air pénètre facilement et librement dans toute l'étendue du poumon.

La convalescence est rapide et sans accidents ; la détuberculisation est parfaite ; le tempérament de l'enfant devient vigoureux et sanguin.

L'enfance avait été maladive, lymphatique : à partir de cette crise, qui date de dix-neuf ans, le sujet est devenu de plus en plus robuste et de la meilleure santé.

Nos conclusions seront bien simples. Nous avions annoncé des faits précis, incontestables ; nous nous en tenons aux faits ; ainsi rapprochés, corroborés et complétés l'un par l'autre, ils suffisent, je crois, aux plus rigoureuses exigences d'une théorie sérieuse. Les premiers ont été pour nous une éclatante révélation ; mais cette révélation ne pouvait être considérée comme un enseignement positif qu'à condition d'obtenir, par l'expérimentation heureuse, la preuve mathématique du principe révélé : le principe n'était vrai, surtout n'était utile, qu'à ce prix.

Cette preuve, nous l'avons conquise, et vingt ans d'expériences nouvelles n'ont fait que confirmer les observations qui ont été notre point de départ, et qui doivent aujourd'hui encore être notre conclusion.

Nous aurions pu citer encore d'autres observations dont les résultats sont tout aussi concluants : mais nous considérons comme inutile d'en embarrasser ce livre.

En résumé, — répétons-le, — il nous a été permis et par l'expérience, et par l'expérimentation thérapeutique, et par la dissection de suivre dans tous ses détails et dans toutes ses phases le phénomène inouï de la *détuberculisation.*

Nous avons vu les tubercules se dissoudre sous l'influence de la fermentation variolique; nous avons vu le sang chargé de cette matière à l'état liquide l'emporter jusqu'à la peau, où elle se concrète de nouveau; là nous avons vu la matière tuberculeuse blanchir, se dessécher et disparaître, mais après avoir laissé à la peau, tout comme elle eût fait aux poumons, des traces de son action corrosive.

Travail merveilleux! La nature, par des efforts désespérés, arrive à donner aux vaccinateurs cette éclatante leçon. Du même coup elle leur montre la *tuberculisation* par le vaccin, et leur enseigne la *détuberculisation* par la variole.

CHAPITRE IV.

ENGORGEMENTS LYMPHATIQUES. — SCROFULES. — CANCERS.

Nous avons dit que tous les organes, pendant la crise variolique, sont le siége d'un grand travail d'élimination, travail dans lequel la lymphe surabondante nécessaire à l'enfance est rejetée à l'extérieur. Nous avons montré, dans le mouvement général de l'organisme, l'action de chaque organe repoussant de son économie particulière la matière hétérogène qui l'embarrasse, et que la fermentation générale emporte d'ensemble vers la peau.

Ce travail multiple est incontestable; les autopsies de varioleux à tous les degrés de la maladie, comme nous l'avons montré, le prouvent matériellement. On peut suivre dans tous ses détails et toutes ses périodes le dégorgement de chaque organe qui expulse la matière impure.

Or si, comme nous l'avons fait reconnaître, le vaccin maintient de vive force la matière hétérogène dans chaque organe, est-il possible de douter que cette matière n'entrave sur tous les points l'action physiologique et ne produise des désordres locaux.

En médecine, la théorie seule, dit-on, ne doit jamais amener la certitude; il faut reconnaître au moins, dans ce cas, que le raisonnement, le simple bon sens, amènent sans effort aux conjectures les plus précises, au degré de probabilité qui se rapproche le plus de la certitude.

En effet, si l'un des organes se trouve dans des conditions moins favorables que les autres, sous le rapport de son hygiène spéciale, grâce au régime, à la profession, au caractère de l'individu, grâce au milieu dans lequel cet individu vit, il est évident que le danger, au moins l'embarras déterminé par la matière variolique, aidera singulièrement au développement des maladies que doivent occasionner de toutes nécessités les conditions extérieures, spéciales au sujet.

Ainsi cette matière variolique, maintenue à l'intérieur, doit d'abord, et tel est l'effet le plus simple et le plus direct, engorger les ganglions et tout le système lymphatique. Si elle ne revient point sur ses pas pour se développer en pustules dans l'intestin, comme on l'a vu dans la fièvre typhoïde, ou se concréter en tubercules dans les organes respiratoires, comme nous l'avons expliqué au chapitre de la *détuberculisation*, elle doit là s'épaissir, se corrompre, corrompre les organes qui l'entourent, enfin donner lieu à la formation de ces vastes abcès scrofuleux, devenus si communs de nos jours.

Cette lymphe viciée agit nécessairement tout autour d'elle comme un principe de décomposition, de destruction, elle atteint les os, les ramollit, et devient la cause déterminante des gibbosités, du rachitisme et de la carie.

Il est en outre généralement reconnu que depuis le vaccin le nombre des tempéraments lymphatiques a augmenté d'une manière très-notable.

Nous n'avons pas besoin, je crois, d'en donner même une explication succincte. La lymphe surabondante, qui n'est nécessaire que pendant une certaine période de l'enfance, est par le fait du vaccin, maintenue à perpétuité dans l'économie, et sa présence seule dénature le caractère du tempérament.

La théorie que nous venons de donner sur l'action de la lymphe maintenue d'une façon anormale dans l'organisme, peut également être appliquée aux affections cancéreuses.

En effet, qu'est-ce que la matière cancéreuse? une

lymphe viciée, une lymphe qui, ayant acquis les qualités chimiques de la matière variolique et de la matière tuberculeuse, ronge et corrode le point sur lequel la circulation l'a déposée; aussi, on le comprendra, le nombre de ces maladies s'est singulièrement accru depuis que l'on vaccine. Nous en donnons ici la preuve dans un travail statistique, publié à Berlin par le *Journal de Siebald* (t. VII), et reproduit par la *Clinique des Hôpitaux,* du 27 janvier 1829.

« En 1823, à Berlin, dit le journal allemand, il « mourut vingt-trois personnes affectées de cancers, « dont trois hommes et vingt femmes.

« En 1824, la mortalité atteignit le chiffre de 40, « dont 3 hommes et 37 femmes.

« En 1825, le nombre est déjà de 57, dont « 9 hommes et 48 femmes; cela se divisait ainsi : « 35 cancers de l'utérus, 7 de l'estomac, 2 de la « langue.

« En 1826, il y eut 74 décès de maladies cancé« reuses ainsi réparties entre 15 hommes et 49 fem« mes : 40 cancers de l'utérus, 11 cancers de l'es« tomac, 9 cancers du sein, 2 cancers de l'intestin, « 4 de la face. »

Nous n'avons pas besoin d'ajouter que cette augmentation, dont les bases par chiffres n'ont pas été suffisamment établies en France, a été remarquée et constatée depuis longtemps dans nos hôpitaux et dans la pratique civile.

CHAPITRE V.

AFFECTIONS DU CERVEAU ET DES FACULTÉS INTELLECTUELLES.

Nous arrivons à une série de maladies qui, sans se prêter d'une manière aussi directe à la démonstration de leur origine, pourtant dérivent d'une manière bien évidente, bien incontestable de la matière variolique maintenue dans les différents organes que ces affections prennent pour siége.

Nous parlons de l'augmentation énorme des maladies du cerveau et de ses annexes.

Nous constaterons d'abord la proportion devenue considérable des convulsions, des méningites, des fièvres cérébrales chez les enfants, des affections mentales, des maladies de la moelle épinière, des paralysies, des ramollissements du cerveau, qui frappent non plus comme autrefois les vieillards, mais les jeunes sujets.

Avant tout, arrêtons-nous à la conséquence la plus grave de l'action du vaccin.

Les autopsies des varioleux montrent que le cerveau, comme tous les autres organes, prend part active à l'épuration variolique, que cette crise lui est nécessaire comme à tous les autres organes.

Lorsque la mort vient interrompre le travail de la variole, on trouve dans le cerveau épanchement de sérosité, de pus, ou formation de fausses membranes[1].

[1] Comment expliquer ce même pus qu'on rencontre partout,

Or peut-on penser que la matière variolique maintenue dans le cerveau s'y comporte autrement qu'elle ne fait dans les autres organes? Si elle ne se concrète pas en tubercules, si elle n'agit pas en déterminant une perturbation dans les facultés mentales, elle exerce néanmoins de toute nécessité, soit une compression de l'organe, soit un épaississement de sa substance, et dans l'un ou l'autre cas, en entravant ses fonctions normales, elle lui fait perdre cette action, cette énergie de principe qui en font au service de l'intelligence un instrument si précieux et si parfait.

Or qu'espérer, dites-moi, d'un cerveau dans lequel le vaccin a maintenu le principe de la petite vérole, qu'espérer d'un cerveau saturé de lymphe?

Personne, je pense, à moins d'être follement spiritualiste, n'ira nier l'importance du cerveau, de ses conditions de force, de santé, d'hygiène locale, de développement et de perfection matérielle, personne, dis-je, ne niera l'importance de cet organe dans l'acte intellectuel ?

On reconnaîtra donc que grâce à cette disposition

dans tous les organes, chez les sujets qui ont succombé pendant la variole, et que vous retrouvez encore ici contenu dans la boîte osseuse; on ne peut dire qu'il est la conséquence de l'inflammation; car dans les cérébrites les plus violentes, les épanchements sont de toute autre nature; le pus et les fausses membranes ne sont donc autre chose évidemment dans ce cas, que la matière variolique dont l'élimination a été interrompue.

Haller a observé chez un enfant de dix ans, qui avait succombé à la suite d'une répercussion variolique dans la période pustulaire, la plus grande portion gauche du cerveau réduite en pus.

particulièrement maladive, les facultés intellectuelles doivent être entravées, amoindries, doivent subir au moins une perturbation, qui sur un organe faible, peut aller jusqu'à produire la manie, l'idiotisme, la folie même. On comprendra que l'engorgement de la matière variolique dans la pulpe cérébrale, déterminera si elle ne peut être éliminée par la petite vérole, soit un ramollissement, soit un épaississement, soit une atrophie du cerveau.

Aussi, les différentes affections mentales se sont singulièrement multipliées depuis l'introduction de la vaccine.

Ce fait est avéré et reconnu par tous les praticiens ; mais en pareille matière une assertion vague ne suffit pas : comme toujours, nous appellerons à notre aide les statistiques et nous baserons notre discussion sur des chiffres précis.

Chaque année le nombre des aliénés augmente dans une proportion effrayante : le travail auquel nous empruntons les précieux documents qui suivent n'a été fait qu'à partir de l'année 1835 ; mais il nous suffit, puisque la période d'âge comprise entre trente et quarante ans est l'époque climatérique à laquelle la folie se déclare le plus communément. On peut donc reconnaître les premières victimes du vaccin sous ce rapport, parmi les aliénés recensés en 1835 par les soins du ministère du commerce. (*Statistique de la France, administration publique*, in-4°. Paris, 1843, page 369.)

TABLEAU STATISTIQUE DES ALIÉNÉS,

Publié en 1845 par le ministère du commerce.

ANNÉES.	NOMBRE des ALIÉNÉS RECENSÉS.	PROPORTION DU CHIFFRE des ALIÉNÉS SUR 10,000 HABITANTS.
1835	14,486	4,3
1836	15,314	4,6
1837	15,870	4,7
1838	16,892	5.0
1839	18,113	5,4
1840	18,716	5,6
1841	19,738	5,8

De 4,3 qu'elle était en 1835, la proportion des aliénés s'est déjà élevée, en 1841, à 5,8.

Mais cela n'est rien encore : passons à 1851. Alors le nombre des aliénés recensés s'élève au chiffre énorme de 44,970 dont 24,933 traités à domicile, et 20,537 traités dans les établissements particuliers ou publics, c'est-à-dire que la proportion passe de 5,8 à 12,8 sur 10,000 habitants : c'est-à-dire qu'il y a une augmentation de plus de 100 pour 100 sur le nombre officiellement recensé en 1841. Il y avait donc déjà en France 1 aliéné sur 795 habitants.

Tout vient corroborer notre thèse, jusqu'à la proportion d'aliénés que rendent dans la statistique générale, non-seulement les diverses parties de la France, mais même les divers pays de l'Europe, suivant leur position géographique.

Nous renvoyons, pour la statistique proportionnelle des départements de la France, aux *Annales d'hygiène publique* (tome 48, pag. 280-284). Nous citerons seulement, pour l'Europe, les chiffres relevés par M. Rubio, médecin de la reine d'Espagne :

« En Écosse on trouve	1 aliéné	sur 417 habitants,
en Norwége	1	550
en Angleterre	1	700
en Belgique	1	816
en Prusse	1	1000
en Hollande	1	1233
en Espagne	1	1667
en Piémont	1	sur 5818 habitants. »

Cela est curieux : cette statistique relève un fait en contradiction directe avec les idées généralement admises, avec les probabilités qui semblent les plus naturelles, à savoir que les cas d'aliénations mentales sont incomparablement plus fréquents dans le Nord que dans le Midi.

Le contraire serait vraisemblable : les Méridionaux ont une réputation d'exaltation cérébrale, de surexcitation, de multiplicité, de bouillonnement d'idées qui, aux yeux de tous, paraît bien plutôt avoisiner la folie que l'attitude infiniment plus calme des habitants du Nord.

Mais tout cela n'est que conjecture, et la statistique établit tout au contraire que, dans les contrées méridionales, où la chaleur du climat vient aider puissamment la petite vérole dans sa lutte contre le vaccin, l'activité particulière du sang échauffe, exalte sans doute le cerveau, mais dans des conditions normales, louables même; tandis que, dans les pays du Nord, où le tempérament est en général lymphatique, où par conséquent l'économie humaine a une plus grande quantité d'humeur à expulser, où d'autre part, comme nous l'avons vu, le froid resserre les pores de la peau, où la petite-vérole n'a pas une énergie suffisante pour forcer l'étreinte du vaccin, le cerveau ne s'échauffe pas, il est vrai, mais il est embarrassé par la matière variolique; il ne s'exalte pas, il se trouble : ce n'est plus la surexcitation brillante et régulière d'une nature trop riche et trop féconde, mais un désordre pathologique jeté dans le cerveau qui, loin de fonctionner trop, est entravé jusque dans les moindres détails de sa vie physiologique : c'est l'intelligence et la raison qui se débattent sous un amas de matière hétérogène.

Dans l'échelle des maladies morales, juste au-dessous de l'aliénation mentale, vient la monomanie. De toutes les formes sous lesquelles se présente cette affection, la mieux caractérisée et la plus facilement appréciable, est la tendance au suicide. Or celle-là aussi augmente chaque jour : on [1] en a relevé au ministère de la justice la funèbre statistique.

Voici quel a été, de 1827 à 1849, le nombre annuel des suicides en France :

[1] Ce travail a été fait par M. Letertre-Vallier, et publié dans les *Annales d'Hygiène publique et de Médecine légale*, par M. Boudin, 1852, t. XLVIII, p. 275.

TABLEAU STATISTIQUE DES SUICIDES EN FRANCE

de 1827 *à* 1849.

ANNÉES.	NOMBRE DES SUICIDES.	ANNÉES.	NOMBRE DES SUICIDES.
1827	1,542	1839	2,747
1828	1,754	1840	2,752
1829	1,904	1841	2,814
1830	1,754	1842	2,866
1831	2,084	1843	3,020
1832	2,156	1844	2,973
1833	1,973	1845	3,084
1834	2,078	1846	3,102
1835	2,305	1847	3,647
1836	2,340	1848	3,306
1837	2,443	1849	3,583
1838	2,586		

Total : 58,813 suicides pour les vingt-trois années.

Ce tableau nous montre un accroissement graduel : le nombre de 1827 est à celui de 1849, comme 3 à 7 (il est également digne de remarque qu'aux deux années de révolution 1830 et 1848 correspond une diminution notable des suicides).

Que si l'on compare le chiffre des suicides à celui de la population, par le tableau suivant, on verra qu'en 1827 on comptait 1 suicide sur plus de 20,000 habitants, en 1846 1 sur moins de 12,000.

TABLEAU STATISTIQUE DES SUICIDES

Comparé au chiffre de la population de 1827 *à* 1846.

DATES.	CHIFFRE de LA POPULATION.	NOMBRE des SUICIDES.	RAPPORT des SUICIDES A LA POPULATION.
1827	31,913,393	1,542	1 sur 20,696 hab.
1831	32,560,934	2,084	1 — 15,624 —
1836	33,540,910	2.340	1 — 14,333 —
1841	34,230,178	2,814	1 — 12,164 —
1846	35,400,486	3,102	1 — 11,412 —

(En ce qui concerne le sexe, les comptes-rendus de la justice criminelle donnent pour le suicide un tableau statistique d'où il résulte que, pendant la période de 1835 à 1849, sur un chiffre total de 43,563 suicides; 10,717 appartiennent au sexe féminin, soit un peu moins du quart.)

En Autriche, la proportion des suicides, qui de 1819 à 1829, était de 85 sur 100,000 habitants s'élevait déjà à 102 dans la période de 1828 à 1834[1].

Il faut remarquer encore que cette manie se développe avec l'énergie qui la pousse à son dernier terme, qui transforme plus ou moins subitement une passion ou seulement une tendance en une volonté assez précise, assez arrêtée, assez irrésistible pour déterminer le dénoûment fatal, cette manie, dis-je, se développe non pas d'une façon épidémique mais

[1] Springer, *Statistik der Œsterreichischen Kaiserstaates*, t. I, p. 176.

au moins sur une échelle beaucoup plus étendue que pendant les autres saisons, aux époques marquées d'ordinaire par l'apparition de la petite vérole.

Voici quelle a été en France, de 1835 à 1849 inclusivement, la répartition par mois de 43,550 suicides.

TABLEAU STATISTIQUE

De la répartition par mois des suicides en France de 1835 à 1849.

MOIS.	NOMBRE DES SUICIDES.	HOMMES.	FEMMES.
Décembre	2,655	1,989	666
Novembre	2,802	2,096	706
Février	2,890	2,180	710
Janvier	3,017	2,253	764
Octobre	3,224	2,417	807
Septembre	3,321	2,460	861
Mars	3,735	2,810	925
Août	3,960	2,998	972
Avril	4,006	3,042	964
Mai	4,914	3,473	1,141
Juillet	4,641	3,550	1,091
Juin	4,685	3,568	1,117
TOTAL	43,550	32,826	10,724
MOYENNE	3,629 $\frac{1}{6}$	2,753 $\frac{1}{2}$	893 $\frac{2}{3}$
Remarquons que :			
De mars à août le chiffre est de	25,641	19,431	6,210
De septembre à février	17,909	13,395	4,514
Différence en plus de mars à août	7,732	6,036	1,696

La statistique du Piémont montre que le maximum des suicides pour la période de 1825 à 1839 correspond tout comme en France au mois de mai.

Il semble qu'au moment choisi par la nature pour la floraison des végétaux, la matière variolique sous l'influence de la saison tente vainement de s'épancher au dehors, et repoussée par le vaccin retombe en fermentation sur le cerveau, réagit et devient la cause occasionnelle de la crise mentale qui pousse enfin le maniaque à l'abîme.

Nous savons bien que si parfois le dégoût naturel de la vie, l'ennui, le dévergondage d'esprit romanesque, le malaise moral seuls suffisent à entraîner au suicide le sujet placé dans les conditions les plus favorables au bonheur, nous le savons, ces cas sont rares ; nous savons que presque toujours ceux qui se tuent ont généralement de plus spécieux prétextes; nous savons que des chagrins sérieux, le plus souvent la misère, expliquent cet entraînement désespéré. Mais dans ces cas là même niera-t-on qu'il y ait faiblesse du caractère et de la raison?

Eh bien, je crois de toute évidence qu'à malheur, qu'à désespoir égal, l'homme dont la pulpe cérébrale est libre, bien saine, bien fonctionnante, et l'homme au cerveau non épuré par la variole n'agiront pas de même.

Là où le dernier renonce et meurt, l'autre trouvera, sinon dans son esprit des ressources pour se relever, au moins dans son caractère la force, peut-être la gaieté nécessaires pour supporter le mal présent et pour attendre et espérer un temps meilleur.

D'ailleurs comment expliquer cette augmentation du chiffre des suicides : les causes ne se sont pas multipliées ; tout au contraire, elles sont réduites, de jour en jour; les conditions hygiéniques, nous l'avons dit, sont meilleures, la misère est mieux secourue, le bien-être a été plus répandu, enfin l'intérêt et l'ambition semblent plus facilement et plus généralement satisfaits ; en un mot tout semble contribuer à faire disparaître les prétextes à cette manie, et pourtant les cas de suicide deviennent de plus en plus nombreux.

A quelle cause attribuerez-vous les progrès de cette maladie mentale ?

On contestera sans doute notre explication : nous nous y tenons, pourtant : car elle nous semble évidente et logique. Elle vient compléter une synthèse dont les moindres détails ont échappé jusqu'ici aux recherches de la science.

Car jusqu'aujourd'hui on n'a pas plus songé à découvrir l'origine et la cause de l'accroissement désastreux de toutes les affections mentales qu'on n'a pu reconnaître la cause, l'origine et le véritable remède de la fièvre typhoïde, de l'angine couenneuse, du croup, du cancer et de la phthisie.

Maintenant, toujours suivant l'échelle des maladies mentales, juste au-dessous de la monomanie, il est une série d'infirmités qui échappent à la statistique et à la pratique médicale, et pourtant rien ne saurait être plus important dans la thèse qui nous occupe.

Nous voulons parler des cas alors innombrables

qui nous présentent la substance cérébrale contenant bien la matière variolique, mais en quantité insuffisante pour caractériser un état pathologique, enfin de tous les cas où le cerveau a seulement perdu une partie de sa puissance et de sa perfection.

Pour l'épaississement des idées, pour la faiblesse du raisonnement, les idées tristes, hypocondriaques, on n'appelle point le médecin, et tout s'oppose à la constatation mathématique de ces phénomènes de pathologie morale.

Mais s'il est difficile de prouver le fait en prenant les sujets un à un, — d'un coup d'œil d'ensemble il résulte de toute évidence que le niveau général des facultés intellectuelles baisse.

Or, l'état pathologique du cerveau doit être du plus grand intérêt dans la question.

Voyez après la fièvre typhoïde cet anéantissement des facultés intellectuelles, cette suppression de la mémoire, cette espèce d'hébétement qui commence dans la première période de la maladie, et qui se prolonge quelquefois pendant une année; pouvez-vous lui donner une autre cause que l'épanchement de matière variolique qui, n'étant pas éliminée, exerce sur le cerveau la plus désastreuse compression.

Car cet affaissement de l'intelligence, sans jamais disparaître tout à fait, passe peu à peu à mesure qu'il se produit, par la circulation, une résorption du liquide hétérogène.

Est-il une preuve plus incontestable de l'action de la matière variolique sur le moral? Voyez alors l'intelligence et l'imagination sinon directement, au moins médiatement, mais de fort près aux prises avec elle.

Croyez-vous maintenant que les idées nées d'un cerveau normal, ou d'un cerveau chargé de matière variolique, soient les mêmes ?

Voyez, dès lors, cette intelligence quand elle n'est pas bouleversée jusqu'à la folie, quand elle n'est ni obstruée jusqu'à la stupidité, ni atrophiée jusqu'à l'idiotisme, au moins quel affaiblissement, quelle impuissance !

Ah ! reconnaissons-le, il en est temps : cette dégénérescence morale que la philosophie nous indique, la pathologie nous la démontre, le scalpel en main.

Tout va nécessairement de pair ; la sympathie est étroite : — à cerveau engorgé, intelligence lymphatique.

CHAPITRE VI.

MALADIES DE LA MOELLE ÉPINIÈRE. — PARALYSIE DES MEMBRES INFÉRIEURS.

La substance nerveuse spinale est sujette au même genre d'affections que la substance nerveuse encéphalique.

Les maladies de la moelle épinière, rares autrefois, sont devenues de nos jours très-communes ; et, remarquons-le, de même que la paralysie, conséquence de l'apoplexie, elles ne frappent plus, comme avant l'introduction du vaccin, les sujets de soixante ans, mais bien des individus dans la force de l'âge, c'est-à-dire les hommes de trente à quarante ans.

On connaît toute la gravité de ces affections, dont la plus commune, le ramollissement, a pour moindre résultat d'entraîner la paralysie des extrémités inférieures. Nous ne parlons pas ici de la myélite aiguë, nous nous occuperons seulement de la paralysie produite par une compression graduée de la moelle épinière.

Dans ce cas, la désorganisation se fait insensiblement : les malades éprouvent un sentiment de pesanteur dans les membres inférieurs, un fourmillement sous la plante des pieds, des crampes, des inquiétudes. Ces parties se réchauffent avec peine et se fatiguent facilement. Ces premiers symptômes sont sujets à augmenter, à diminuer ou même à disparaître pendant un laps de temps plus ou moins long, puis tout à coup, sous l'influence d'une cause accidentelle, à se développer de nouveau pour faire de rapides progrès ; alors les malades se soutiennent difficilement et sont bientôt obligés de marcher à l'aide de quelque appui ou même de rester une partie du jour assis ou couchés. Les membres s'engourdissent ; ils peuvent cependant encore exécuter quelques mouvements volontaires, mais ces mouvements sont incertains et accompagnés de tremblement : la sensibilité, sans se perdre tout à fait, diminue graduellement ; la paralysie continue : elle est souvent accompagnée de sensations morbides plus ou moins aiguës : bientôt les membres s'atrophient et deviennent complétement inertes ; la paralysie a atteint son dernier degré.

Alors il y a non-seulement un épanchement dans le canal rachidien et ses membranes, mais aussi ramollissement complet de la substance médullaire.

Les accidents ne sont pas toujours aussi graves ; ils sont subordonnés à la compression plus ou moins énergique, plus ou moins étendue, exercée sur la moelle. Lorsqu'ils sont la conséquence d'un épanchement, la paralysie suit la marche progressive de l'épanchement, c'est-à-dire qu'elle est plus ou moins prononcée à mesure que le fluide épanché est de plus en plus abondant.

A la rigueur, une portion considérable du prolongement rachidien restée saine peut commander, sans la participation du cerveau, des mouvements de peu d'étendue ; lorsque le ramollissement ne fait pour ainsi dire qu'effleurer la moelle, il arrive souvent alors que la sensibilité et le mouvement sont en partie conservés. C'est ainsi, par exemple, qu'une jambe seule est paralysée, lorsqu'une moitié seulement de l'organe est affectée. Le ramollissement d'une moitié de la moelle cervicale entraîne une hémiplégie ; la paralysie atteint les deux bras et les deux jambes lorsque la totalité de la moelle cervicale est devenue diffluente.

Les causes de ces ramollissements de la moelle et de l'augmentation du nombre de ces cas sont restées jusqu'à présent parfaitement ignorées ; on a seulement remarqué que cette maladie était plus commune chez l'homme que chez la femme, qu'elle affectait autrefois de préférence les vieillards, et qu'elle s'adresse aujourd'hui plus communément à l'âge viril.

Cette désorganisation du tissu nerveux rachidien a été le plus communément observée à la suite d'abus des plaisirs vénériens, ou d'une *répercussion exanthémateuse.*

On comprendra facilement que si la simple répercussion d'une dartre peut entraîner le ramollissement et la désorganisation de la moelle épinière, combien seront plus graves et plus désastreux encore les accidents déterminés par une répercussion de l'humeur variolique; on comprendra que cette matière qui, maintenue dans le cerveau en entrave les fonctions, doit agir de même sur la moelle épinière, et que dès lors, sous l'influence d'une cause très-légère, cet organe doit être très-facilement affecté.

A la suppression de l'épuration variolique doit donc évidemment être attribuée le grand nombre des affections de la moelle, et on s'explique également ainsi que cette maladie, de même que la fièvre typhoïde, affecte plus communément les adultes que les vieillards.

Quant à la preuve de ce travail éliminatoire qui se passe dans le canal rachidien, de même que dans tous les autres organes, au moment de la variole, nous la trouvons encore dans la dissection et dans des symptômes spéciaux.

En effet, suivez pendant le cours de la variole les douleurs particulières qui se produisent dans tout le trajet de la colonne vertébrale, et particulièrement dans la région lombaire ; ces douleurs accompagnent évidemment un phénomène particulier qui se passe dans cette région ; suivez-les dans toutes les phases de la maladie, et vous les voyez diminuer à mesure que l'éruption se fait, et enfin disparaître complétement lorsque les pustules sont arrivées à l'état de maturité.

Maintenant faites l'autopsie des varioleux dans la première période, et vous trouverez dans le canal rachidien des caractères qu'aucune autre autopsie ne présente.

Chez les sujets qui ont succombé à la variole pendant le grand travail de la suppuration, on trouve le plus souvent dans le conduit rachidien, de même que dans le cerveau, un épanchement de sérosité, de pus, ou une formation de fausses membranes ; cette sérosité se rencontre également dans l'espace qui sépare les méninges spinales.

Il n'est pas permis de douter que ces liquides ne soient la conséquence d'une élimination interrompue et non le résultat morbide d'une affection locale, puisqu'on les trouve dans toutes les autopsies de varioleux ; c'est là, je crois, une preuve matérielle incontestable de la part que la moelle épinière prend au grand travail d'élimination de la petite vérole.

Les faits sont là, les faits plus forts que toutes les théories ; ils viennent défier les connaissances anatomico-physiologiques actuelles, qui ne permettent pas plus d'expliquer par quelles voies s'opère l'élimination de la matière variolique hors du canal rachidien, qu'elle ne permet d'expliquer toute espèce de répercussion, de résorption purulente, ou de déplacement d'une affection rhumatismale.

Pourtant il faut bien accepter le fait, et reconnaître que bien évidemment dans le cas où, comme nous l'avons dit, la paralysie ne serait pas complète, c'est-à-dire dans le cas où le sentiment et le mouvement seraient en partie conservés, la petite vérole détruisant la cause déterminante fera cesser la compression et rétablira dès lors les fonctions locomotives. La petite vérole deviendra donc dans bien des cas de cette nature un moyen thérapeutique rationnel.

CHAPITRE VII.

MALADIES DE LA CIRCULATION. — ASTHME, CATARRHE. — PLEURÉSIES, PNEUMONIES, ANÉVRISME DU COEUR ET DES ARTÈRES.

Nous avons dit que Rhazès et les médecins anciens considéraient la petite vérole comme une fermentation indispensable à l'épuration du sang, et qu'ils donnaient, pour expliquer ce phénomène, une théorie des plus ingénieuses et des plus justes. A leurs yeux, le sang, avant la petite vérole, était à l'état *moût* ou de *vin doux*, c'est-à-dire chargé de matières hétérogènes que l'ébullition et la fermentation emportaient en écume.

Grâce à l'action du vaccin, cette matière variolique destinée à être éliminée est maintenue dans le sang; or, ce fluide ainsi surchargé parcourt, dès lors, d'une manière anormale toute l'économie, pénètre difficilement les organes; la circulation est moins active, ses propriétés vitales sont incomplètes, son action est moins parfaite; il doit imprégner chacun des tissus organiques de la matière hétérogène, qui devait être expulsée par la petite vérole; en un mot, si je puis m'exprimer ainsi, il *dépose;* et tout comme l'emploi d'huile non dépurée dans une lampe mécanique encrasse les rouages, amoindrit, ternit la lumière, et bientôt arrête le mouvement, ce sang engorge les organes de matière impure, ainsi entrave, ralentit leurs fonctions, nuit à leur nutrition, à leur développement, et, avec le temps, détermine un état pathologique.

Tel est tout le secret de la dégénérescence physique : d'un côté, lorsqu'on a laissé agir la nature sans entraves, un sang pur et vif parcourt librement toute l'économie, prodiguant à tous les organes, dont rien ne contrarie l'activité normale, une séve généreuse, en un mot, lance tout le mouvement organique : toute l'économie est alerte et vivace.

Au dehors, la nature est brillante de fraîcheur, et, pour pousser notre comparaison à l'extrême, il semble que le visage soit, en quelque façon, lumineux.

De l'autre côté, dans le cas de vaccin, avant que l'état pathologique ne soit déterminé, lors même qu'il ne doit pas se produire, qu'il ne se produira pas, le principe de force et de vie n'a pourtant point sa puissance régulière : dès lors, le développement général ne peut être le même, la croissance avorte, la nature est triste, pâle, terne; le sujet n'est pas malade, il est atrophié; il ne vit pas, il végète.

Nous n'avons pas besoin d'insister sur les symptômes particuliers de toutes les affections énumérées en tête de ce paragraphe, seulement il est bien facile de comprendre comment elles peuvent être en question ici, puisqu'elles sont toutes spécialement, sous différentes formes, le résultat d'une altération du sang ou de conditions anormales de la circulation.

CHAPITRE VIII.

CONSÉQUENCES DU VACCIN. — CONCLUSIONS.

Telles sont donc les conséquences de l'emploi du vaccin; nous les avons étudiées et suivies patiemment, observées consciencieusement et expérimentées de toutes façons.

Cette recherche, dès le commencement de notre carrière médicale, a été notre préoccupation constante.

Notre première observation date de trente ans, et chaque année nous a apporté de nouveaux faits, qui sont venus corroborer celui qui avait été pour nous le trait de lumière.

Enfin l'ensemble de nos observations se trouve aujourd'hui consacré par toutes les statistiques administratives, et notre théorie s'appuie sur tous les chiffres officiels.

Nous avons donné tous les tableaux qui constatent

par chiffres l'augmentation énorme des cas de faiblesse de constitution, les statistiques des aliénés, les relevés comparatifs des suicides. Les lacunes des registres, comme nous l'avons dit, ne nous ont pas permis de suivre dans les hôpitaux le progrès des autres maladies, conséquences du vaccin pendant les vingt-cinq années qui ont précédé et les vingt-cinq qui ont suivi l'introduction de la vaccine; ce travail ne pouvait être fait que sur l'époque contemporaine: il a été accompli avec une extrême conscience et une rare sagacité par M. Trébuchet, et peut au moins par analogie faire présumer avec quelques conditions de certitude les statistiques d'une période sur laquelle il ne reste point de documents suffisants.

Nous ne pouvons citer, malgré l'intérêt qu'il présente, l'énorme travail de M. Trébuchet[1]; mais nous sommes heureux d'appuyer notre résumé sur ces conclusions, de tous points conformes aux faits annoncés par notre théorie :

« Il ressort, dit M. Trébuchet, des chiffres que « nous venons de donner, une augmentation considérable sur les années précédentes de la mortalité « causée par la phthisie pulmonaire. Ainsi, pour les « décès à domicile, la moyenne des années de 1839 « à 1848 est de deux mille cent soixante-douze par « année; tandis que pour les huit années que nous « avons données, 1831 à 1838, elle n'était que de « mille six cent soixante-dix-neuf. »

[1] Voir les t. XLII, p. 350; t. XLIII, p. 5; t. XLIV, p. 70 et 322; t. XLV, p. 336; t. XLVI, p. 5 des *Annales d'hygiène et de médecine légale*.

« Dans les hôpitaux et hospices, l'augmentation « est plus considérable encore. En effet, la moyenne « de ces établissements pour chacune des dix années, « 1839 à 1848, est de deux mille quatre-vingt-dix, « tandis que pour les huit années, 1831 à 1838, elle « n'est que de mille cent soixante-sept.

« Enfin, si nous réunissions les domiciles aux hô- « pitaux, nous avons pour chaque année de la période « qui nous occupe une moyenne générale de quatre « mille deux cent soixante et un décès, et pour cha- « cune des huit années comprises dans la période « précédente, deux mille huit cent quarante-six.

« Nous laissons aux hommes de la science le soin « de rechercher quelles peuvent être les causes de « cette proportion toujours croissante; cependant, « si nous anticipons sur les années 1849 et 1850, « nous trouvons que les décès causés par la phthisie « pulmonaire sont restés, à peu de différence près, « dans la proportion que nous venons d'indiquer, et « qu'il y aurait même diminution; ces décès sont, « savoir :

1849.

« A domicile.	2,305
« Dans les hôpitaux.	1,797
« Total.	4,102

1850.

« A domicile	1,936
« Dans les hôpitaux.	1,791
« Total.	3,727

« Ce qui, en réunissant les deux années, donne « une moyenne de 3,914 pour chacune d'elles.

« Si maintenant nous ajoutons aux décès causés « par la phthisie pulmonaire ceux qui sont attribués « aux *catarrhes* et à la *pneumonie*, nous trouvons « que les maladies les plus graves des voies respira- « toires, telles que les *tubercules* et les inflamma- « tions, entrent pour *près d'un tiers* dans le chiffre « général des décès, ainsi que le démontrent les « chiffres suivants :

« Phthisie pulmonaire.	—	Moyenne des dix	
« années.	—		4,261 décès.
« Catarrhe pulmonaire.	—	id.	2,222
« Pneumonie.	—	id.	2,634
		« Total.	9,117 décès.

M. Trébuchet ajoute encore : « Nos statistiques « établissent d'une manière incontestable que les « mois de mars, avril et mai sont ceux où la phthisie « fait le plus de victimes. »

(Remarquons en passant que ces mois sont pareillement les mois fixés par la nature pour l'éruption variolique.)

« Tandis que les mois d'automne, septembre, « octobre et novembre sont ceux où les décès causés « par cette maladie sont les plus rares. Mais ce qui « est plus évident encore, ce qu'il est douloureux de « constater, *ce sont les progrès de la phthisie pulmo-* « *naire*.

« Pendant les dix années écoulées de 1839 à 1848,

« cette maladie a fait beaucoup plus de ravages que « pendant les années précédentes, quoique cette « marche ascendante ait paru se ralentir en 1849 « et 1850. »

Il est facile de reconnaître, du reste, d'après les mêmes statistiques, que cette lacune laissée par la phthisie pendant ces deux années se trouve comblée par des épidémies de petite vérole et de fièvre typhoïde. Ce qui démontre une fois de plus l'action incessante sous n'importe quelle forme, l'action inévitable de la matière variolique.

Tous ces chiffres viennent généraliser les observations personnelles que j'avais déjà recueillies et groupées en 1839, et font enfin une base solide à la théorie que je pose aujourd'hui.

Car alors je n'avais que des faits, des faits évidents, incontestables, mais rien que des faits dont je ne pouvais méconnaître la portée, mais dont la théorie échappait encore à mes recherches incessantes.

Aujourd'hui je crois avoir atteint le but; je crois le problème résolu; j'ai découvert l'action du vaccin, action spéciale, action exclusive sur la peau, et dès lors j'ai pu comprendre bien clairement toute la théorie de la tuberculisation, et aussi l'action puissante de la nature dans la détuberculisation par la variole.

La question ainsi éclairée, toutes les théories accessoires de la varioloïde, des scrofules, des tubercules, des cancers, des angines gangréneuses, et avant tout de la fièvre typhoïde, se présentaient d'elles-mêmes et toutes lumineuses, admirablement détachées sur tous les points, à toutes les phases, à tous les réseaux de ce travail merveilleux de la variole.

Aujourd'hui les faits sont expliqués, et la théorie si simple de cette grande crise fait tomber sans discussion toutes les laborieuses histoires inventées par les vaccinateurs contre le germe inné.

Nous les relèverons pourtant, parce qu'un corps savant a eu la faiblesse de les laisser accréditer trop longtemps sous son patronage, parce qu'il faut montrer au public éclairé toutes les pièces du débat, l'appeler enfin à juger dans une cause si grave, et le prévenir contre des arguments ridicules.

C'est qu'il faut montrer clairement aux vaccinateurs de bonne foi le mal dont ils se font chaque jour les complices.

Maintenant, comptons avec le vaccin ; quel service a-t-il rendu à l'humanité ? il a entravé les fonctions de l'organisme, il a supprimé la force et la santé, il a multiplié à l'infini les maladies les plus terribles, la phthisie pulmonaire, les scrofules, les cancers, les maladies mentales, le rachitisme, les paralysies, et enfin il a donné naissance au croup, aux angines couenneuses et gangréneuses, et en particulier à la variole interne, dite fièvre typhoïde, qu'il a multipliée à ce point que cette maladie est devenue aujourd'hui presque aussi commune que la petite vérole externe.

Ainsi, d'une nature puissante et vivace, il a fait

cette triste race que vous voyez. En un mot, il a désorganisé les facultés cérébrales, corrodé les poumons, ulcéré les intestins; il a fait tout cela, — et il ne nous a pas même préservés de la petite vérole !

Il en retarde toutefois le développement; mais alors, comme nous l'avons dit, c'est une dette contractée par l'enfance qui est payée par la jeunesse[1].

Pour quelques années d'une sécurité trompeuse, c'est un désastre dont il est facile du reste de calculer la portée.

On a beaucoup maudit la guerre; on a dit « la guerre, le fléau le plus terrible. »

On a dit :

Bella matribus detestata.

On a compté les victimes.

On a parlé de l'énorme mortalité produite par l'air vicié, par les logements insalubres; on a parlé des caves de Lille, des chenils de Manchester et de Sheffields; M. Blanqui a dressé ces tables effrayantes : la civilisation honteuse a nié d'abord, puis a tremblé devant cette publicité, qui semblait imprudente.

On a dit : La chance de mort, au siége d'Anvers, était comme 1 à 68; — au siége de Badajoz,

[1] La prospérité d'une nation consiste bien moins dans le grand nombre des individus qui la composent, que dans la longue vie moyenne de sa population laborieuse. L'homme contracte dans les vingt premières années de sa vie une dette envers la société qui le nourrit et l'élève gratuitement. S'il meurt avant d'acquitter cette dette, son existence n'a été qu'une charge pour son pays, et reste pour sa famille une perte sans compensation, un regret sans espérance. (*Quetelet, cité par M. Carnot.*)

comme 1 à 54; — à la bataille de Waterloo, comme 1 à 30.

Pour l'ouvrier de Liverpool, la chance de mort est comme 1 à 19; — pour le tisserand de Manchester, comme 1 à 17; — pour le coutelier de Sheffields, comme 1 à 14.

Qu'est-ce que tout cela?

La mère, la tendre mère, qui toute tremblante à l'idée du moindre danger que pourrait courir son enfant, le porte en toute hâte au vaccinateur, la mère livre et condamne elle-même bien plus sûrement son enfant.

Vainement son extrême tendresse l'entoure de soins infinis, et, sur la foi des vaccinateurs, croit lui assurer de longs jours; vainement plus tard elle le retient près d'elle et lui impose une carrière civile; vainement sa sollicitude exagère l'hygiène, prodigue les précautions et le médecin, la tendre mère a frappé son enfant au berceau.

Cette tendresse aveugle a fait à l'enfant, pour sa vingtième année, la chance de mort plus terrible qu'au soldat à l'assaut, qu'au soldat exposé en pleine bataille à une de ces canonnades devenues proverbiales dans l'histoire militaire; car, depuis l'invention du vaccin, le chiffre de la mortalité causée par la phthisie et la fièvre typhoïde seulement est, sur les jeunes gens de 20 à 25 ans, comme 1 à 6.

LIVRE CINQUIÈME.

NOTICE HISTORIQUE SUR LA VACCINE.

ORIGINE. — PROPAGATION. — PROCÉDÉS EMPLOYÉS POUR LA MAINTENIR JUSQU'A NOS JOURS.

Nous avons montré la dégénérescence de l'espèce humaine ; nous avons signalé la cause unique de ce désastre : le vaccin.

Or, nos contemporains croient au vaccin parce qu'il est adopté ; ils ne songent pas à l'examiner ; ils n'ont pas l'idée de se rendre compte de son action, parce qu'ils pensent que le travail a dû être fait consciencieusement lorsque la question a été posée pour la première fois ; ils pensent qu'on ne s'est décidé à soumettre tout le monde, de gré ou de force, à une inoculation toute nouvelle, qu'après une étude sérieuse du virus et de son mode d'action, qu'après une longue et scrupuleuse expérimentation ; ils pensent que lorsque toute une génération s'est emparée de la découverte, elle avait des raisons d'enthousiasme.

Nous devons donc raconter, pour l'édification générale, comment la vaccine a été inventée, comment on s'y est laissé prendre, dire les manœuvres qui furent employées, d'abord pour accréditer la découverte, puis pour la maintenir, quand bientôt la plus triste expérience vint en montrer aux moins clairvoyants l'inefficacité.

Nous devons montrer la mauvaise foi presque dès le début, puis plus tard,—quand des révélations infiniment plus graves vinrent accuser le vaccin, non plus seulement d'inefficacité, mais de conséquences terribles que l'art médical ne savait pas conjurer,— le parti pris, la sourde oreille et le silence opiniâtre.

Nous devons dire tout cela pour faire comprendre comment il se fait qu'aujourd'hui la vaccine s'appuie sur l'Académie, sur la loi, mieux encore sur l'usage universel.

Nous allons remonter à l'origine de cette invention pour en suivre les progrès et les accidents jusqu'à nos jours.

Les commencements sont fort séduisants : Jenner est alors de bonne foi : il a recueilli un certain nombre d'observations d'un caractère évidemment remarquable, qu'il rapporte avec une sage réserve. Jenner, au début, parle avec la prudence de l'observateur sérieux ; il se présente avec les meilleures apparences ; il a la modestie du vrai savant, la simplicité du génie.

« En parcourant, dit-il, la campagne de Berkeley « pour y répandre l'inoculation de la variole, *dont* « *j'étais zélé partisan*, je ne fus pas peu surpris de « rencontrer un certain nombre de sujets sur qui

« l'opération échouait toujours, quelques précau-« tions que je prisse pour la faire réussir.

« Cette observation ne cessait de se représenter ; « je dus en chercher la cause. Je m'enquis des con-« ditions dans lesquelles vivaient les sujets rebelles, « et je reconnus qu'ils étaient tous employés dans « les fermes à traire les vaches. »

Il constata que ces sujets avaient contracté auparavant une maladie naturelle à la vache connue sous le nom de *cowpox ;* et conclut que le cowpox préserve de la petite vérole.

Tel est le point de départ.

Jenner ne prit pourtant pas le cowpox sur l'animal pour pratiquer sa première expérience, mais sur les mains d'une femme nommée Sarah Nelmer, qui avait contracté l'affection en trayant les vaches.

A ce propos, Jenner expose les phénomènes produits par l'inoculation accidentelle du cowpox dans le cas de contact direct de l'homme avec la vache :

« Ce sont d'abord, dit-il, de petits points rouges « comparables aux petites ampoules que produit la « brûlure, et qui arrivent bientôt à l'état de suppu-« ration. Le plus communément, les taches arrivent « sur les articulations des doigts, ainsi qu'à leurs « extrémités ; mais quelles que soient les parties « affectées, ces suppurations superficielles ont une « forme circulaire dont le bord est plus relevé que « le centre et d'une teinte un peu bleuâtre. L'ab-« sorption a lieu alors, et il se manifeste des tumeurs « sous les aisselles ; le système est affecté : le pouls « devient plus vif ; le malade éprouve alternative-

« ment des frissons et de la chaleur, qui sont accom-
« pagnés d'une lassitude générale et de douleur
« dans les lombes et dans les membres, de maux de
« tête et de vomissements ; le malade tombe même
« dans le délire. Ces symptômes, qui varient dans
« leur degré de violence depuis un jour jusqu'à trois
« ou quatre, laissent ensuite sur les mains des ulcè-
« res qui, par la sensibilité des parties qu'ils occu-
« pent, sont très-douloureux, lents à guérir et de-
« viennent souvent phagédéniques. »

Ces symptômes cependant n'effrayèrent pas Jenner, car il prit du virus sur les mains de cette femme et vaccina un premier enfant ; puis, quelque temps après, pour s'assurer de l'efficacité de l'opération, il tenta une contre-épreuve : il inocula à cet enfant le virus de la petite vérole et aucune pustule variolique ne parut, aucun symptôme fébrile ne se manifesta.

Il continua son expérimentation pendant deux ans, et enfin, en 1798, il publia sa découverte.

Dans ce premier travail, Jenner parle d'un ton modeste, nous l'avons dit ; et s'il insiste sur la vertu anti-variolique du cowpox, il n'expose sa doctrine qu'avec cette prudence qu'exige la nouveauté de l'assertion.

Il la soumet au jugement de ses confrères, telle qu'elle ressort des recherches qu'il avait pu faire jusqu'à cette époque ; du reste, il s'avoue plutôt naturaliste que médecin [1], et s'appuie bien plus sur

[1] Jenner n'avait jusqu'alors publié que quelques brochures sur

la croyance généralement répandue dans la population pastorale de son pays que sur les quelques observations qu'il a pu recueillir.

D'abord, comme il est d'usage en pareille occurrence, Jenner fut traité de fou, d'empirique ; mais quand l'authenticité de ses observations fut reconnue, — comme il est d'usage aussi, on lui disputa la priorité de la découverte.

Le docteur Pearson, dont les travaux sur le vaccin datent à peu près de la même époque, formula contre lui une accusation qu'il renouvela publiquement depuis dans un ouvrage intitulé : *an Examination of the report, of the committee of the house of commons, on the claims of renumeration for the vaccine-pox inoculation*. London, 1802.

Il explique que la vaccine était connue dans la science bien avant les expériences de Jenner ; il cite entre autres un chirurgien de Shafsbury, du nom de Nash, mort en 1785, qui a laissé un manuscrit dont les dernières observations paraissent recueillies en 1781.

Non-seulement dans ce manuscrit le fait des propriétés spéciales du cowpox est exposé, mais on y trouve encore tout le système théorique et pratique de la vaccine, — en un mot, la doctrine complète.

Pour nous, cette question est insignifiante : elle pouvait intéresser vivement alors la chambre des

l'ornithologie ; il s'occupait particulièrement d'histoire naturelle, et à ce titre avait dû faire avec le capitaine Cook et sir John Banks le voyage autour du monde.

communes, qui votait une récompense nationale de cinq cent mille francs à l'inventeur de la vaccine; pour nous, Nash ou Jenner, qu'importe? Toujours est-il que l'accusation fit du bruit; mais le nom de Jenner était accepté : l'opinion publique lancée passa outre.

Maître du terrain sur ce point, Jenner eut à lutter contre des envieux, détracteurs de principe, antagonistes aveugles, et aussi contre quelques critiques sérieuses.

Avant tout, il encourut un reproche grave, que nous avons déjà relevé et sur lequel nous devons insister sévèrement; car il peut faire révoquer en doute la conviction de l'inventeur, la bonne foi et la conscience du médecin : c'est que cette année même 1798, où il venait de faire dans un livre[1] l'apologie sans réserve du vaccin, il eut un second fils du nom de Robert, qu'il ne vaccina pas et auquel il inocula lui-même la petite vérole à Chaltenham. Hâtons-nous de le dire, son fils aîné avait été vacciné : le virus dont Jenner s'était servi avait été pris sur un porc (*swine-pox*).

Or, de deux choses l'une : ou la première vaccination avait réussi, alors pourquoi n'y pas revenir? ou bien il n'avait pas eu à s'en louer, dans ce cas, que penser de l'apologie développée dans la célèbre publication?

Pris dans cette triste alternative, Jenner y laisse,

[1] *Inquiri into the causes and effects of the variolæ vaccinæ cowpox*), 1798, in-4.

à nos yeux, sa sincérité et surtout ses droits à la confiance qu'il sut pourtant inspirer à ses contemporains et aux générations futures.

Parmi les objections que l'on souleva en 1801 contre la vaccine, il en est une sinon complétement juste, au moins fort sage en général, et à laquelle le temps, du reste, a donné sur quelques points le caractère d'une prophétie :

« La vaccine, dites-vous, répondait-on à Jenner, « préserve de la petite vérole, mais *pouvez-vous as-* « *surer que cet effet préservatif servira pour toute la* « *vie*, puisque vous ne connaissez la vaccine que « depuis quelques années ?

« Pouvez-vous me répondre aussi que cette maladie « n'introduise pas dans l'organisme des dispositions « à des maladies graves, que le sang ne soit pas al- « téré, corrompu par le germe des affections mala- « dives des personnes sur lesquelles vous puisez le « virus-vaccin, et qu'enfin, puisque nous portons « en nous le germe de la petite vérole, le dévelop- « pement de ce germe ne soit pas nécessaire à l'en- « tretien ultérieur de la santé, et capable de préser- « ver de plusieurs maladies dépuratoires. »

L'auteur de ces objections arrivait là, guidé par les véritables préceptes de l'art de guérir ; il y eut été amené par le simple bon sens.

A ces arguments, les vaccinateurs ne répondaient pas ; et lorsqu'on leur demandait comment un simple bouton, une si petite cause peut-elle produire un si grand effet ? comment la vaccine, la simple insertion de quelques gouttes de pus peut-elle préserver de cette énorme fermentation et de cette abondante élimination de la petite vérole ?

Ils répondaient que c'est un phénomène enveloppé d'un voile mystérieux, ou tout simplement que c'est par la vertu spéciale du vaccin : *opium facit dormire quia est in eo virtus dormitiva.*

Bientôt, du reste, les cas de variole affectant des sujets vaccinés vinrent un moment compromettre la brillante découverte, et en 1800 déjà le docteur Hufeland, entre autres, déclarait, d'après de nombreuses observations, ce fait qui fut admis seulement vingt ans plus tard, à savoir que *le vaccin n'a qu'une action temporaire.*

Alors, comme nous l'avons vu, Jenner ne s'égarait pas en affirmations absolues : il admettait que la vaccine pouvait faillir ; il comparait même sous ce rapport la vaccine à la variole qui permet des récidives.

Il racontait naïvement un cas de variole bénigne survenu chez une fille nommée Élisabeth Sarsenet, de Newpark, qui avait contracté le cowpox par hasard.

Il publie encore en 1799 une observation de variole sur un sujet vacciné (*Furter observations on the variole-vaccine, or cowpox.* London, 1799) ; il dit sans songer même à contester : « Le docteur Ingen- « houss me fait savoir qu'un fermier près de Calne « a contracté pourtant la vraie variole après avoir « eu le cowpox. » En rendant compte de ce fait, Jenner rend justice au savoir et au caractère du docteur Ingenhouss qu'il déclare un savant respectable à juste titre; il dit que ce dernier pratiquait lui-même la vaccine et en était zélé partisan; il accepte donc sans restriction son témoignage.

Il va jusqu'à citer dans cette même publication bien d'autres cas de variole sur des sujets vaccinés.

A ce moment encore il est sincère.

Mais bientôt il fut emporté par l'enthousiasme général; l'admiration, la foi universelle, lui montèrent à la tête, et ses dernières publications portent l'empreinte d'une assurance qu'il n'avait pas au début et que pourtant l'expérience de chaque jour aurait dû tout au contraire sinon confondre, au moins singulièrement atténuer. Vainement les journaux et les revues publièrent des cas nombreux d'inefficacité du vaccin. Jenner avait un parti pris, et dès lors, comme on fit plus tard, il commença à déclarer qu'un grand nombre de ces cas devait être la conséquence d'une *fausse vaccine*, c'est-à-dire d'une vaccine dont le développement avait été incomplet ou le virus mal choisi; il publia cette opinion dans une nouvelle brochure, rendit ainsi la foi au monde médical et raffermit la confiance générale un moment ébranlée.

Jenner n'était pas seul à défendre et à propager : bientôt, entre autres, Woodville, médecin de l'hôpital d'inoculation à Londres, et Pearson voulurent répéter les expériences de vaccination. Woodville trouva à Londres le cowpox sur les vaches d'une laiterie; il en vit même des pustules sur les mains des filles attachées à cet établissement. Il prit le virus de la pustule qu'une fille *déjà variolée dans sa jeunesse* portait sur les bras : le vaccin fut efficace ; Woodville tenta les vaccinations sur une vaste échelle et publia le résultat de ses expériences en 1799.

Ce sont de véritables recherches : il inocula sur vingt-huit individus du vaccin mêlé de pus variolique, et obtint tantôt une simple vaccine, tantôt une maladie semblable à la petite vérole, mais bénigne et plutôt locale.

Il essaya aussi de *vacciner des sujets déjà variolés et le vaccin réussit parfaitement.*

Ces publications, arrivant en même temps que celles de Jenner ou les suivant de très-près, produisirent beaucoup d'effet et entraînèrent la majorité des médecins : le corps médical, officiellement, se prononça en faveur de la nouvelle invention.

L'opinion publique suivit sans hésitation ; le Parlement, emporté dans le mouvement universel, décerna à l'inventeur une récompense nationale.

La vaccine était adoptée.

Pourtant, les observations, les brochures, les livres, les interprétations contradictoires ne cessaient de se produire avec le caractère le plus sérieux : il ne s'agissait plus comme dans le principe de discussions théoriques, sans autre raison d'être que des probabilités ; on racontait des faits et l'on commençait déjà sur une assez vaste échelle à combattre par l'expérience un système si légèrement adopté par l'engouement.

Le docteur Godson, entre autres, publia une brochure qui eut quelque retentissement. Il avait recueilli et commenté un assez grand nombre d'observations de varioles sur des sujets vaccinés, et en réalité les conclusions devaient sembler peu favorables à la nouvelle découverte.

Alors, pour combattre l'effet fâcheux de ces accusations, les médecins de l'établissement de vaccination de Pearson se livrèrent à une série d'expériences qu'ils déclarèrent péremptoires.

Ils inoculèrent le virus variolique à soixante sujets vaccinés : la variole ne se déclara chez aucun d'eux; ils firent grand bruit de ce résultat et la réputation du vaccin sembla rétablie.

L'année suivante il y eut une épidémie de variole en Angleterre, et si la plupart des vaccinés échappèrent à la contagion, il y eut toutefois assez d'exceptions authentiques pour porter un nouveau coup à la propagation du cowpox.

Une commission composée de vingt-cinq membres de la *Société Jennerienne* fit une enquête sur cette épidémie, et déjà les conclusions du rapport admettent la faillibilité de la vaccine.

Vers la même époque, il y eut des faits de variole après vaccine observés dans l'Institut même de vaccination de Pearson; les médecins de l'établissement furent donc forcés d'accepter eux aussi les conclusions de la *Société Jennerienne*, bien que quelques-uns d'entre eux eussent préféré, pour l'honneur du vaccin, taxer d'erreur les rapports de cette société. Bientôt de nouveaux cas de variole, après des vaccinations dont la marche avait été bien constatée, apparurent encore à l'Institut. Il fallut cette fois en convenir ; on ne savait pas bien nier encore.

En 1800, Pearson publia un nouveau mémoire dans lequel il convient de l'inefficacité du vaccin contre la variole, chez certains sujets.

Mais la vaccine était adoptée.

En dépit de l'évidence, en dépit de l'opposition raisonnée d'un grand nombre d'hommes du plus grand mérite, on continua aveuglément et l'on tenta dès lors de faire des prosélytes à l'étranger.

Le mouvement commença en France : à l'Institut, à l'École de médecine de Paris, à la Société de médecine du Louvre on nomma des commissaires pour constater l'exactitude des faits avancés par les médecins anglais et annoncés dans la *Bibliothèque britannique*.

Il y eut trois expériences dont on publia le détail : elles sont sans conclusion sérieuse.

Mais dans le courant de la même année, M. de Larochefoucauld-Liancourt avait eu occasion d'assister aux vaccinations en Angleterre : il s'enthousiasma pour l'idée. Animé du zèle le plus louable, il crut trouver là l'occasion de rendre un service à son pays, et, de retour en France, il proposa immédiatement une souscription pour la propagation du vaccin : à son nom, vinrent se joindre d'autres noms importants, et la souscription fut très-rapidement couverte.

On publia à grand bruit cette liste. Les premiers souscripteurs étaient presque tous des personnages sérieux : on mit immédiatement en quelque sorte le vaccin sous leur garantie ; on les annonça comme on annonce aujourd'hui les membres de ces *conseils de surveillance* qui patronent plus ou moins volontairement les sociétés anonymes ou en commandite.

Là pourtant tout le monde était de la meilleure foi. M. de Larochefoucault, enthousiaste et du vaccin et du procédé de souscription qu'il avait en même temps emprunté aux Anglais, faisait une propagande active : tous les jours on publiait une nouvelle liste.

Voici celle qui a été publiée la première :

Le citoyen Lebrun, consul.

Le citoyen Lucien Bonaparte, sénateur.

Le citoyen Castellanne, ex-constituant.

Le citoyen Talleyrand, ministre des relations extérieures.

Le citoyen Crillon aîné, ex-constituant.

Le citoyen Crillon jeune, ex-constituant.

Le citoyen Fouché, ex-sénateur.

Le citoyen Delessert, banquier.

Le citoyen Valmy, sénateur.

Le citoyen Rœderer, sénateur.

Le citoyen Thouret, tribun, directeur de l'École de médecine.

Le citoyen Sainte-Foy.

Le citoyen Frochot, préfet de la Seine.

Le citoyen Collard.

Le citoyen Rast-Maupas.

Le citoyen Pinel, de l'Institut national.

Le citoyen Salmade, médecin.

Le citoyen Mongenot, médecin.

Le citoyen J.-J. Le Roux, médecin.

Le citoyen Guillotin, médecin, ex-constituant.

Le citoyen Husson, médecin.

Le citoyen Lerminier, médecin.

Le citoyen Sue, médecin de l'hôpital de la garde consulaire.

Le citoyen Say, tribun.

Le citoyen Félix Sirey.

Le citoyen Nottinguer.

Le citoyen Lasteyrie.

Le citoyen Vieil-Castel.

Le citoyen Delaître, préfet d'Eure-et-Loir.

Le citoyen Cousin, sénateur.

Le citoyen d'Hauterive.

Madame de Larochefaucault.

Madame de Poix.

Madame de Montesson.

Le citoyen Carnot, tribun.

Monsieur Sandos, ministre de S. M. le roi de Prusse.

Le citoyen Larochefoucault-Liancourt, ex-constituant.

Le citoyen Fourcroy, conseiller d'État.

Le citoyen Girardin, tribun.

Le citoyen Mathieu Montmorency, ex-constituant.

Le citoyen Lecouteulx de Chanteleu.

Le citoyen Lusignan, ex-constituant.

Le citoyen Muraire, président du tribunal de cassation.

Le citoyen Cabanis.

Le citoyen Emmery, conseiller d'État.

Le citoyen Maret, secrétaire d'État.

Le citoyen Duquesnoy, maire du deuxième arrondissement.

Le citoyen Parfait, du conseil de santé.

Le citoyen Gros.

Le citoyen Davillers, etc., etc.

On conçoit l'effet que durent produire dans le public ces noms imposants. En réalité la plupart représentaient des souscripteurs bénévoles; pour tout le monde ils furent des patrons éclairés de la nouvelle inoculation, et bientôt la sécurité entraîna l'enthousiasme général.

Les souscripteurs tinrent une assemblée le 21 floréal (an IX) à l'École de médecine : ils nommèrent un comité composé de Pinel, Leroux, Guillotin, Mongenot, Doussin-Dubreuil, Salmade, Parfait, inspecteur des hôpitaux, et enfin Thouret, directeur de l'École de médecine de Paris.

En thermidor déjà, Thouret publia quelques-uns des résultats donnés par les expériences du comité, résultats insignifiants d'abord. Mais dès l'année suivante, le comité commença à fonctionner avec un zèle extrême et ses travaux sont constatés par deux rapports importants.

Ces deux rapports, publiés au *Moniteur*, eurent une influence énorme : ils furent traduits en allemand et entraînèrent sur quelques points de l'Allemagne l'adoption immédiate de la vaccine.

Pourtant ils sont peu concluants : ils annoncent

simplement des faits d'inoculation du virus-vaccin et comme contre-épreuve un petit nombre d'inoculations de varioles échouant sur des sujets vaccinés.

Le vaccin était expédié de Londres par les membres de l'Institut, formé spécialement pour cette inoculation. Pearson, Nihell et les fonctionnaires publics, le ministre des relations extérieures, le préfet de la Seine, le commissaire de la république en Angleterre, Talleyrand, Frochot, Otto s'empressaient et comme magistrats et comme philanthropes d'aider et de protéger ces opérations.

Il s'établit bientôt entre les vaccinateurs de Londres et ceux de Paris des relations plus intimes. Le docteur Aubert fut envoyé en Angleterre par les deux commissions de l'Institut et de l'École de médecine, auprès de Woodville, qui dirigeait l'hôpital de vaccination à Londres. Bientôt Woodville vint à Paris apporter du vaccin et éclairer lui-même sur cette inoculation les médecins français.

Nous n'avons pas besoin d'exposer en détail le mode d'inoculation qu'il enseigna : tout le monde aujourd'hui sait vacciner. Rien n'est malheureusement plus commun que cette opération et d'ailleurs elle est de la plus grande simplicité : elle consiste simplement à introduire sous l'épiderme, à la profondeur d'une demi-ligne, la pointe d'une lancette chargée de virus [1].

[1] Woodville et les propagateurs ont cru longtemps que l'insertion du virus ne devait pas dépasser la profondeur d'une demi-ligne sans inconvénient pour le succès de l'inoculation ; ils pensaient que si la piqûre allait jusqu'au sang, le mélange des deux

Sous la direction, ou plutôt sous l'impulsion du grand propagateur anglais, les expériences se multiplièrent, et sur un rapport enthousiaste du Comité, le préfet de la Seine Frochot décida la formation d'un établissement de vaccination pour les familles indigentes : le Comité fut même chargé de désigner le local qui lui paraîtrait le plus convenable.

Il choisit la maison du Saint-Esprit, près l'Hôtel-de-Ville, et par arrêté du préfet, en date du 19 pluviôse an IX, on forma un hospice d'inoculation du vaccin à la disposition et sous la surveillance du Comité.

Cet hospice fut bientôt un centre d'enseignement pour l'inoculation du vaccin où vinrent étudier les médecins de province. Pour ceux qui ne pouvaient

liquides pouvait arrêter le développement de la vaccine. M. Bousquet nous a appris le contraire : « En effet, raconte-t-il, un jour « que je vaccinais un enfant, quelqu'un passe derrière moi et « me pousse le bras ; la lancette pénètre jusqu'à mi-lame « dans les chairs, et le sang coule en abondance. Que pense-t-« on qu'il advint? Selon les auteurs, cette *piqûre* ne devait pas « réussir, et cependant elle ne s'en couvrit pas moins d'un *su-« perbe bouton* comme les autres, et même *plus beau que les « autres.* »

Cette observation, dit M. Bousquet, nous paraît tout à fait concluante, elle est une preuve de plus de la facilité avec laquelle le virus vaccin est absorbé. Cette absorption en effet est tellement prompte, tellement subtile, que l'on a toujours échoué toutes les fois que des expériences ont été faites pour en arrêter le cours ; ainsi on fit à plusieurs reprises des applications de ventouses sur les points inoculés immédiatement après que l'insertion du virus venait d'être faite, on pratiqua des lotions avec des solutions du sel ammoniaque, d'hydrochlorate de soude, de chlorure de sodium, et aucun de ces moyens ne put empêcher les pustules de se développer.

faire le voyage, il s'établit une correspondance très-active et des envois réguliers du *fluide-vaccin* avec des instructions détaillées.

Le mouvement s'étendit à toute la France : il se forma un grand nombre de comités dans les départements ; les médecins de Reims donnèrent les premiers l'exemple ; bientôt les médecins de Bordeaux suivent ; à Issoudun, les autorités patronnent la formation d'un comité médical ; à Nantes, à Chartres, à Abbeville, l'enthousiasme est le même ; les médecins de Marseille donnent l'éveil dans le Midi ; l'école de Montpellier soumet, dans sa clinique même, un certain nombre d'enfants à des essais suivis.

En quelques mois, la mode est générale : les préfets encouragent ; les départements retardataires sont mis en demeure par les conseils généraux ; l'autorité militaire ne veut pas rester en arrière ; les généraux commandant les divisions mettent à l'ordre du jour les propositions des médecins qui demandent à vacciner gratuitement les régiments tout entiers.

Le ministre de la marine s'occupe même de faire parvenir du vaccin aux Indes, avec instructions et recommandations officielles ; les médecins étrangers accouraient à Paris ; le comité envoyait du vaccin dans tous les pays, sous tous les climats.

Charles IV, roi d'Espagne, à la même époque faisait exécuter, sous la direction de don F.-X. Balmis, son chirurgien extraordinaire, un voyage autour du monde, et cela seulement pour faire jouir des avantages de la vaccine tous ses sujets d'outre-mer.

Il est vraiment curieux de suivre dans ses détails cet entraînement général, qui passa irréfléchi à côté de toutes les objections, méprisa toute prudence.

Cela était si séduisant, on avait tant envie de croire, et ces patronages si légèrement accordés étaient pour tous si imposants : tout le monde était heureux, ravi ; on sauvait l'humanité, on s'enivrait de philanthropie.

On se dépêchait d'accepter la découverte, on ne voulait point entendre formuler des accusations de barbarie et d'ignorance ; on se rappelait les sottes diatribes publiées cinquante ans auparavant contre l'inoculation de la petite vérole, les obstacles grotesques et longtemps insurmontables qu'on lui avait opposés ; on se rappelait les violences de toute sorte auxquelles s'étaient laissé aller et la magistrature et les Facultés de théologie et de médecine, violences aveugles qu'on avait regrettées amèrement et dont on comprenait trop bien alors l'absurdité et le ridicule.

Faits controuvés, faux témoignages, accidents supposés, tout avait été mis en œuvre : on avait même tourné la tête à de dignes prêtres, qui trouvaient des précédents à l'Inoculation dans l'histoire de Satan : « C'est une invention du diable, » avait crié en chaire le curé Massey ; « cela est si vrai, que Satan a autrefois greffé sur Job la petite vérole confluente. » Les médecins allaient chercher moins loin les invectives. La Faculté avait déclaré l'inoculation de la variole « une pratique criminelle, meur- « trière et *magique ;* » les inoculateurs étaient simplément des *bourreaux* et des « imposteurs ; » les inoculés des « dupes » et des *imbéciles*.

Enfin La Condamine avait arraché à grand'peine un décret de la Sorbonne, et avait obtenu de la Faculté de médecine la *tolérance* de l'inoculation.

Depuis, les bienfaits évidents, incontestables du préservatif avaient ouvert les yeux sur le sot caractère de cette résistance. On avait blâmé l'indifférence du gouvernement.

C'était une leçon dont on avait raison de se souvenir en 1800, mais dont on exagéra l'enseignement.

D'ailleurs, alors, le progrès était à la mode, le progrès à tout prix ; le progrès et la philanthropie, la société n'avait pas d'autre passion : le vaccin fut un aliment à ce goût, qui n'était peut-être pas très-sincère, et en repentir d'avoir injustement et toujours sans réflexion honni l'inoculation de la variole ; aussi injustement, et toujours sans réflexion, tout le monde chanta le vaccin.

Ainsi, de tous les fanatiques du vaccin, un seul avait réfléchi : c'est Jenner, et il n'était pas de bonne foi, puisqu'il avait inoculé prudemment la variole à son second enfant. Lui seul, disons-nous, avait réfléchi ; les autres n'y songeaient point ; ils étaient à la mode, ils faisaient du progrès et de la philanthropie.

Dès lors on se mit généralement à vacciner sans discussion, tout aussi invariablement que si on vaccinait depuis la création.

On avait été si vite que lorsque vint l'expérience, qui seule devait diriger l'opinion sur l'emploi de ce moyen, il était trop tard, la conviction était déjà faite ; on avait imprudemment cru avant de voir, et, lorsque vint le véritable moment de juger, il n'était plus question d'apprécier une découverte, mais de faire le siége d'une idée reçue, qui, officiellement accréditée, dédaignait déjà ses blasphémateurs.

Pourtant bientôt les faits d'inefficacité du vaccin, déjà avoués dès le principe par Jenner, commencèrent à se multiplier d'une façon menaçante. Longtemps on se refusa à les admettre, quoiqu'ils eussent pour garants des hommes respectables et impartiaux, dont le témoignage devait faire foi dans la science. On les attribua à une *fausse vaccine*. C'était, comme on le sait, la *seconde manière* de Jenner. Ce procédé de défense réussit pendant quelque temps en France, où particulièrement la résistance fut plus opiniâtre que partout ailleurs ; mais, dans la suite, les faits, devenant plus nombreux, parlèrent plus haut que toutes les dénégations.

Il y eut à Londres, en 1805, une épidémie de petite vérole dans laquelle une assez grande quantité de sujets vaccinés furent atteints.

La société de vaccine de Londres, dite *Société jennerienne*, dut s'en émouvoir ; elle publia sur cette épidémie un long article dans le cahier de février 1806 du *Monthly Magazine*.

La Société jennerienne avoue la production de la variole après vaccine, mais elle imagine de considérer ces cas comme des secondes varioles.

Cependant de toutes les parties de l'Angleterre, des établissements de vaccination d'Édimbourg, de Dublin, etc., les documents sur l'inefficacité du vaccin arrivent en foule, et confondent par leur nombre les défenseurs du cowpox.

La situation était grave et préoccupa le parlement, qui provoqua une ordonnance royale en vue de prescrire au collége de médecine de Londres d'examiner la question et de faire un rapport.

Ce rapport parut le 8 juillet 1807. Il est encore favorable à la vaccine.

Les accidents néanmoins se multiplient partout en même temps : cette même année les médecins allemands et hollandais recueillirent et publièrent leurs premières observations de varioles sur des sujets bien vaccinés.

En 1809, le Danemark, où la vaccine avait été propagée d'office avec la plus grande sollicitude, éprouva aussi les premières atteintes d'épidémies varioliques sur les individus vaccinés ; et là ces observations furent recueillies, en assez grand nombre, sur des sujets dont le vaccin n'était pas douteux et la variole incontestable.

En Suède les observations du docteur Schjultz, médecin du district d'Upsal et le professeur Gistren de Stockholm, soulevèrent les premières contradictions, et surtout s'appuyèrent sur un nombre considérable de faits.

L'Italie, qui selon l'affirmation du docteur Sacco de Milan, un des plus zélés partisans et propagateurs de la vaccine, n'offrait aucun accident de ce genre, subit bientôt le sort commun.

En Angleterre, une épidémie variolique se déclara

de nouveau dans le cours des années 1817 et 1818; la variole, quelque temps comprimée par le vaccin, regagna le temps perdu ; les observations de variole sur des sujets vaccinés se produisirent en nombre considérable dans toutes les villes de la Grande-Bretagne, de l'Écosse et de l'Irlande.

En France, les épidémies de varioles prirent des proportions qu'elles n'avaient jamais eues avant le vaccin. Cela est facile à comprendre : avant le vaccin, la variole se produisait régulièrement, d'une façon sporadique; comprimée par le vaccin pendant quelques années, elle déborda bientôt en épidémies, et il fallut payer du même coup et le présent et l'arriéré. La petite vérole prit dès lors le caractère d'une épidémie permanente, qui frappait indistinctement les sujets vaccinés ou non vaccinés.

L'expérience venait partout après l'enthousiasme en montrer l'imprudence. Jusque-là, l'opinion publique s'était contentée des raisons suivantes :

« 1° Ou la vaccine, lui disait-on, quoique pratiquée, n'a été suivie d'aucun développement ; — « ou bien, l'opération a produit une vaccine *fausse* « et non préservative ; — ou bien, la variole a dû se « déclarer dans le cours de la vaccine ; — ou bien « encore, on a pris pour une petite vérole naturelle « une espèce d'éruption qui a bien quelque point de « ressemblance avec elle, mais qui n'est qu'une « *fausse* variole. »

Mais tout cela ne suffisait plus ; le comité central ne pouvait nier plus longtemps ses mécomptes, et l'inquiétude publique demandait des explications nouvelles.

Les épidémies se multipliaient par toute l'Europe : en Italie et dans le midi de la France, en Écosse, dans le Wurtemberg, partout.

Il fallait répondre ou abandonner le vaccin. On ne pouvait plus nier ; on imagina une autre manœuvre : on inventa la *varioloïde*.

Le mot avait été écrit pour la première fois par Thomson, médecin écossais, qui l'employa à propos de l'épidémie d'Édimbourg ; mais il n'y attachait point le sens que le terme a pris depuis. Il désignait ainsi seulement, entre la variole des vaccinés et celle des non vaccinés, cette différence légère que nous avons indiquée dans la forme des pustules et des cicatrices.

Mais en France alors on tira du mot un tout autre parti ; nous avons raconté ce ridicule débat au chapitre de la variole. Voici, du reste, en quels termes M. Bousquet pose lui-même la nouvelle théorie académique : son point de départ est un aveu ; il reconnaît enfin qu'on peut avoir la variole après avoir été vacciné ; mais il établit bientôt que ces faits reconnus authentiques ne portent aucune atteinte aux vertus toujours incontestables du vaccin :

« J'ai dit qu'on a disputé, pendant douze cents « ans, pour savoir si on peut avoir deux fois la petite « vérole. Il faut convenir *que nous avons le juge-* « *ment plus prompt*. Il n'y a pas cinquante ans que « la vaccine est connue ; il n'y en a pas trente qu'on « met en doute son inviolabilité, et déjà tout le

« monde sait à quoi s'en tenir. Il est juste de dire « que la solution du premier problème *avait préparé* « *celle du second.*

« Quand une fois *il fut bien établi* que la variole « pouvait revenir plus grave que la première fois, « *on comprit qu'on aurait bien mauvaise grâce à ac-* « *corder à la vaccine une puissance que la variole* « *elle-même n'avait pas.*

« Excepté quelques esprits immobiles, tout le « monde convient aujourd'hui que la variole peut se « montrer sur les vaccinés. *Mais il y a variole et va-* « *riole.* Quelle est la variole des vaccinés? Est-elle « semblable à celle des non vaccinés? en est-elle « différente? Questions auxquelles il faut répondre. « *Si les vaccinés peuvent avoir une variole vraie,* « *franche, en tout semblable à celle des non vaccinés,* « cela n'est pas douteux, *puisque les variolés eux-* « *mêmes n'en sont pas exempts.* »

Plus loin, M. Bousquet continue ainsi : « La petite « vérole des vaccinés ne ressemble qu'imparfaite- « ment à la petite vérole des non vaccinés.

« De même que l'Inoculation, *la vaccine a créé une* « *variété de la petite vérole,* variété tour à tour con- « fondue avec la variole et avec la varicelle, suivant « les idées des observateurs. »

Cette variété c'est la *varioloïde*, dont le trait caractéristique est la forme irrégulière des pustules, et le passage rapide et sans suppuration de l'éruption à la dessiccation. « Cependant, dit M. Bous- « quet (p. 384), si on nous adressait cette question : « Qu'est-ce que la *varioloïde?* nous répondrions

« sans hésiter : La varioloïde, c'est la variole elle-« même arrêtée dans son développement par la vac-« cine ; c'est une production hybride, résultat com-« biné d'une espèce de lutte entre le virus vaccin et « le virus varioleux.

« Ce sont des faits de cette nature, dit encore « M. Bousquet, ce sont les exemples de *varioloïde* « qui ont éternisé la querelle des médecins sur la « question de savoir si on peut avoir deux fois la « petite vérole. Lorsque l'observation n'est pas claire « comme le jour, elle commence toujours par être « un sujet de division. Étant donnée une varioloïde, « ceux qui ne croient pas au retour de la variole n'y « verront qu'une varicelle ; ceux qui croient à ce « retour y verront la variole, et la division subsistera « jusqu'à ce qu'une raison impartiale et sévère, ap-« puyée sur une masse de faits, mette tout le monde « d'accord en montrant qu'il y a *exagération* de part « et d'autre. »

M. Bousquet nous apprend que « c'est ce qui est « arrivé pour la varioloïde. Cependant, dit-il, on « s'était déjà fait quelques concessions. Ainsi, on « admettait des varicelles *prolongées* et des varioles « *écourtées*. On a repris ces querelles depuis qu'on « a vu la variole surgir sur des sujets bien vaccinés, « et après un examen attentif et un redoublement « d'attention on a *découvert* qu'entre la varicelle et « la variole il existait une éruption intermédiaire, « qu'on a désignée sous le nom de *varioloïde*.

« Il est juste de dire que *jamais la varioloïde* « *n'avait été plus fréquente que de nos jours* ; la rai-

« son en est simple, *c'est qu'elle est en grande partie* « *l'ouvrage de la vaccine elle-même*. La vaccine laisse « donc quelquefois un reste d'aptitude à la variole, « et la nature la comble par la *varioloïde* »

Ainsi fut créée et annoncée au monde savant cette maladie ingénieuse *la varioloïde.*

Ce moyen de défense servit encore quelque temps, mais l'épidémie variolique sur les sujets vaccinés grossissait toujours, et l'Académie avait beau dire : « Varioloïde ! ce n'est pas la variole; c'est aussi « grave, les symptômes et les conséquences sont les « mêmes; oui, mais vous n'avez pas la variole. » Cela ne guérissait ni ne consolait personne.

On nommait des commissions pour vérifier les accusations contre le vaccin; mais ces commissions étaient « chargées de faire des recherches sur les « *prétendues* petites véroles survenues chez des in- « dividus qui avaient eu la vraie vaccine. »

On voit le parti pris au point de départ; ainsi, travaux inutiles. Le docteur Steinbrenner, quoique vaccinateur, s'exprime ainsi au sujet de l'une des commissions : « Malheureusement, dit-il, pour l'en- « tier éclaircissement de la question, la commission « partit dans ses investigations de l'idée préconçue « que dès qu'il y a éruption variolique, il doit né- « cessairement y avoir vaccine incomplète, et que « du moment que la bonté de la vaccine est incon- « testable, l'éruption qui pouvait apparaître n'était « en tout cas qu'une varicelle : c'était prendre la « chose à rebours et vouloir éclairer la question par « la question même. Dès que la commission s'était

« déclarée d'avance pour la valeur absolue de la « vaccine, il était impossible qu'elle pût apprécier, « dans son vrai jour, le fond des choses. On voit « ainsi que c'était toujours et partout en France, de « la part des corps constitués, le même système de « dénégation, le même empressement à se faire illu- « sion sur la valeur de la vaccine : personne n'*osait*, « personne ne *voulait voir ;* et en dépit des faits « qu'on avait sous les yeux, en dépit de la masse « bien plus compacte des observations étrangères « les plus incontestables, on s'efforçait toujours à « soutenir une hypothèse qui tombait, à faire mys- « tère des révélations qui arrivaient de toutes parts, « ou bien à les présenter avec des explications qui « en dénaturaient le caractère et la portée. Tout « cela, disait-on tout bas, pour ne pas discréditer « la vaccine aux yeux des populations et lui en- « lever ainsi le prestige d'infaillibilité dont il fallait « l'entourer. »

Néanmoins, parfois les statistiques renfermaient des aveux désolants.

Un tableau donné par Gregory de tous les cas de variole traités à son hôpital, de 1809 à 1822, démontre de la manière la plus frappante la constante progression du nombre des vaccinés, dans le chiffre total de chaque année. On verra que de quatre qu'il était en 1809 sur un nombre total de cent quarante-six variolés, il s'est accru successivement et presque régulièrement jusqu'à celui de cinquante-sept sur cent quatre-vingt-quatorze variolés.

ANNÉES.	NOMBRE DES VARIOLÉS.	VARIOLES. APRÈS VACCINE.	PROPORTIONS RELATIVES.
1809	146	4	1 : 36 $\frac{1}{2}$
1810	149	5	1 : 29 $\frac{4}{5}$
1811	94	6	1 : 15 $\frac{2}{3}$
1814	79	4	1 : 19 $\frac{3}{4}$
1815	101	6	1 : 16 $\frac{5}{6}$
1818	58	9	1 : 6 $\frac{4}{9}$
1819	97	17	1 : 5 $\frac{12}{17}$
Janv. et sept.			
1820	142	25	1 : 5 $\frac{17}{25}$
1821	117	28	1 : 4 $\frac{5}{28}$
1822	194	57	1 : 3 $\frac{23}{57}$

Les statistiques, disons-nous, renfermaient des aveux désolants ; mais, ce qui est plus curieux, les vaccinateurs, les auteurs des statistiques eux-mêmes, contradiction étrange, n'avouaient pas, ne faisaient aucune concession sur les vertus du vaccin.

Ainsi, nonobstant cette publication, Gregory se déclare encore pour la vaccine ; il est comme le Comité de Paris, il ne désespère pas encore de la cause du cowpox, ou tout au moins ne veut-il pas prendre sur soi de jeter de la défaveur sur le vaccin. C'est toujours cette inconcevable partialité, cette inimaginable indulgence pour une inoculation dont il reconnaissait déjà au moins l'inefficacité. Enfin, c'est l'éternelle perfidie au moyen de laquelle on a capté la confiance publique, conservé au vaccin son prestige; en un mot, réparé et maintenu pendant tant d'années cette puissance artificielle.

Trois ans plus tard, en 1825, les reproches que mérite le docteur Gregory deviennent plus graves encore.

L'épidémie variolique de cette année avait été pour lui le dernier enseignement : en présence des observations qu'il avait recueillies pendant cette période désastreuse, il ne lui était plus permis de douter, il l'avoue tout bas dans l'intimité au docteur Julius de Hambourg; il lui dit que « non-seulement « les plus belles cicatrices vaccinales ne lui présen- « tent plus aucune garantie, depuis qu'il a vu mourir « des personnes dont les cicatrices avaient de tous « points les caractères prétendus infaillibles, mais « qu'en général aussi la cause de la vaccine lui pa- « raissait fortement compromise par les résultats « déplorables dont il venait d'être le témoin, résul- « tats que des observations, recueillies dans sa pra- « tique civile, étaient venues confirmer d'une ma- « nière encore plus affligeante. » Il cite parmi les personnes *très-bien vaccinées* qu'il venait de perdre de la variole, la fille du comte de Cork, et il ajoute qu'on trouverait facilement encore à Londres d'autres cas semblables.

Vous avez vu le vaccinateur dans l'intimité, maintenant voyez le vaccinateur en public.

Le parlement, alarmé de la recrudescence de la variole sur les sujets vaccinés, évoque l'examen de la question de la vaccine : le secrétaire d'État Peel convoque une assemblée des médecins du *National vaccine Board*, sous la présidence du directeur sir Henry Hulford. Le docteur Gregory fut invité à répondre à plusieurs questions écrites.

Il s'agissait de constater la valeur des vaccinations dont les sujets morts de la variole portaient les traces : il déclara que « chez les douze individus morts « à l'hôpital, les cicatrices étaient défectueuses, « excepté chez un seul, William Johnson ; chez plu- « sieurs, dit-il, on n'avait même d'autres preuves « d'une vaccination que leur propre affirmation. »

Puis il rentre chez lui, tire les verrous, ne vaccine pas ses enfants, les fait inoculer, et avoue à son ami qu'il agit ainsi parce qu'il est tout à fait ébranlé dans ses convictions ; que sans doute il s'est prononcé avec tant de *réserve* dans le comité, parce qu'il ne voulait pas jeter publiquement trop de défaveur sur la cause de la vaccine dont il ne voulait pas encore désespérer.

Ces détails ont heureusement été publiés en 1826, par les docteur Julius et Guerson (*Magazin der aulend litt. der heisk*, juillet et août), ce qui n'empêcha pas le docteur Gregory de continuer à vacciner sans intermittence et dans les hôpitaux et dans le monde, à contribuer de toutes ses forces à la propagation du système dont il repoussait l'usage pour les siens ; enfin dans son propre pays, tant par lui-même que par ses élèves et ses adeptes à livrer aux désastres d'une pratique qui lui semblait détestable des victimes qu'on peut compter par centaines de mille.

Du reste, le docteur Gregory n'est pas plus coupable que les autres : partout, le système est le même.

En 1825, il y eut à Paris une forte épidémie de variole qui devait éclairer la question : car rien ne fut plus commun en cette circonstance que les cas de variole, bien authentiquement, bien officiellement spontanée, et frappant les sujets dont on pouvait citer la vaccine-modèle.

Ainsi, par exemple, on trouve dans le *Journal général de Médecine* (septembre 1825), rédigé par M. Gauthier de Claubry, l'observation de dix-huit élèves de l'École polytechnique atteints de variole.

A la maison d'éducation de la Légion d'Honneur de Saint-Denis, des faits pareils s'étaient produits, et pourtant, suivant les exigences sévères des deux institutions, la vaccine devait être incontestable.

Dans Paris, la multiplicité des observations analogues ne permet plus de douter : il faut bien le reconnaître, le vaccin n'est pas une garantie ; tout le monde le voit, tout le monde le dit, l'émeute gronde contre le vaccin.

Mais les vaccinateurs n'abandonnent pas la partie : car, dit M. Steinbrenner, après une assez longue énumération de varioles, ayant frappé, durant cette épidémie, des sujets bien vaccinés : « Tous ces « cas ne furent pas livrés à la publicité, et sur« tout ne le furent pas sous leur couleur vérita« ble, sans prévention et sans arrière-pensée. Il « y avait, pour ainsi dire, émulation parmi les ob« servateurs de se tromper réciproquement sur la « véritable nature, la véritable signification des faits « qui s'observaient chaque jour ; émulation de se

« payer d'explications forcées et inadmissibles, de « se fasciner mutuellement les yeux, pour ne re- « connaître que des sujets de satisfaction dans ces « faits qui grossissaient autour d'eux, pour se main- « tenir dans la quiétude et la sécurité, pour ne pas « voir qu'ils étaient compromis et menacés de toutes « parts. »

Il fallait immédiatement couper court à toute réflexion, à toute insinuation fâcheuse; dans une circonstance aussi grave, il fallait se montrer.

Le comité de vaccine marcha bravement au-devant de l'évidence : on contesta les vaccines les plus authentiques, on nia les douteuses; on imagina une phrase; on dit : « Qu'il était possible que les victimes « eussent acquis une nouvelle *réceptivité variolique* « depuis l'inoculation de la vaccine. »

La mission délicate qui consistait à rendre compte de cette épidémie et d'en déduire les conséquences les plus favorables au vaccin, cette mission épineuse fut confiée à M. Salmade; cet orateur fit de merveilleux efforts; l'Académie, qui ne cessait de trembler à l'idée de voir toucher au palladium, crut encore obtenir un nouveau sursis.

Mais partout on commence à voir clair.

A l'étranger, des professeurs avouent publiquement; à Paris, cela est curieux, on persiste dans les dénégations les plus bizarres et les plus compliquées.

A Stuttgard (nous ne citons que ce qui a été publié officiellement), le professeur Henké, dans son journal (*Henke's Zeitichrift*), annonce qu'*il a vu en quelques années plusieurs centaines de vaccinés atteints de varioles.* Aussi admet-il sans difficulté que les personnes, même le plus régulièrement vaccinées ne sont point du tout préservées; il cite les observations les plus décisives et les plus catégoriques. Entre autres, il rapporte un fait qui s'est passé sous ses yeux, à Erlangen : treize élèves en médecine avaient séjourné quatre ou cinq minutes dans la chambre d'un variolé, à la Clinique; ils étaient tous parfaitement vaccinés; neuf furent atteints de variole; deux de ces malades avaient même été revaccinés deux ans auparavant.

A Copenhague, le professeur Otto a publié dans le *Rust's magazin* un aperçu des différentes épidémies varioliques dont cette ville a été le théâtre depuis 1823 jusqu'en 1832. Dans la première, M. Otto a observé que sur six cent treize sujets atteints quatre cent trente-huit étaient vaccinés.

Du mois de septembre 1828 au mois de juin 1830 on avait admis à l'hôpital spécial de cette ville cinq cent cinquante-sept variolés dont *quatre cent quarante-six vaccinés.* De tous ces vaccinés atteints durant cette épidémie, le plus jeune avait quatre ans et demi, la plupart des autres étaient vaccinés depuis longtemps : pour quelques-uns même l'inoculation datait de la première introduction de la vaccine.

A Hambourg, le docteur Simon a publié en 1833 un travail sur la vaccine et la variole, mitigée ou non : il reconnaît que depuis l'épidémie de Hambourg, en 1824, il a acquis la certitude que la variole se développe même sur les personnes le mieux vaccinées.

Le docteur Shoen, en rendant compte d'une épidémie variolique qui eut lieu en 1829 à Hambourg, dit que la variole vraie a attaqué non-seulement les sujets qui n'avaient pas été vaccinés, mais encore un grand nombre de personnes qui portaient les plus belles cicatrices de cette inoculation : il vit même plusieurs fois, dit-il, des pustules varioliques sur les cicatrices même de la vaccine : il remarque en outre que dans cette circonstance la variole frappe en plus grand nombre les sujets au-dessus de vingt ans.

On trouve dans le *Morning courrier and New-York enquiry* (15 décembre 1851) une lettre du docteur Swift, médecin de la frégate américaine *la Constellation*, qui naviguait en 1831 dans la Méditerranée : il se déclara, dit-il, *spontanément* à bord une épidémie variolique qui attaqua cinquante-neuf individus dont cinquante-quatre vaccinés. Aucun des individus variolés ne fut atteint.

Le professeur Pfaft de Kiel, dans un article qu'il publia en 1833, rend compte d'une épidémie variolique qu'il avait eu l'occasion d'observer dans le bourg de Marstall (île Arroë), il dit que cent quatre-vingt-onze individus furent atteints. Les vaccinés comptaient dans ce nombre pour le quart. — « Dans « quatre cas, remarque-t-il, la variole et la vaccine « ont suivi chacune régulièrement et simultanément « leur marche sur le même sujet. Les pustules vario- « liques poussèrent entre les pustules vaccinales. »

Le docteur Steinbrenner, qui cite les faits et remarques que nous venons de reproduire, fait lui-même à ce propos la réflexion suivante :

« Toutes ces observations s'accordent enfin à faire « envisager la vaccine comme un *préservatif relatif* « seulement, et non absolu : ce défaut éventuel de « préservation ne s'établit pas seulement après « quinze ou vingt ans : car on a vu dans certaines « épidémies que des individus vaccinés depuis quel- « que temps seulement ont été atteints de variole. « Une bonne vaccine transforme toujours la variole « en varioloïde ; mais il faut reconnaître que la li- « gne de démarcation est bien peu tranchée entre « la variole et la varioloïde et que l'une produit « l'autre. »

On ne pouvait traiter cette question avec plus de franchise et de bonne foi et nous n'avons rien de mieux à faire que de nous contenter de cette appréciation d'un vaccinateur, appréciation couronnée par l'Académie des sciences.

Nous nous arrêtons dans nos citations, il nous semble inutile d'embarrasser cette esquisse d'une série de faits toujours les mêmes ; ceux que nous avons produits et les appréciations qui les accompagnent établissent de toute évidence l'inefficacité du vaccin.

Ce ne sont point des théories, ce sont des faits ; tous les médecins de l'Europe les proclament, et pourtant à Paris, à ce moment là même où toutes ces révélations se multiplient au point de ne pas permettre un doute, M. Husson, à l'Académie de médecine, en pleine séance, osa affirmer que « depuis « quarante ans qu'il vaccinait il n'avait pas encore « eu l'occasion de constater *un seul* exemple de « variole chez des sujets vaccinés. »

Immédiatement, comme d'habitude, M. Moreau de Jonnès se hâta de donner la réplique à cette étourdissante affirmation ; il ajouta : « Je crois même « que les secondes varioles sont plus fréquentes que « les varioles après une bonne vaccine : car depuis « vingt-cinq ans que j'exerce la médecine *je n'en ai « pas vu un seul exemple.* »

Tant de courage, tant de dévouement furent perdus.

Les faits devenaient d'une évidence trop palpable ; il ne s'agissait plus seulement de quelques observations personnelles, de quelques plaintes, d'un débat scientifique à huis-clos. Les journaux savants, les journaux politiques se joignirent à la rumeur générale.

La cause du vaccin pouvait être à jamais perdue ; les vaccinateurs firent enfin une légère concession, puis crurent regagner le terrain par une nouvelle fiction :

« En effet, avouèrent-ils, des sujets bien et dûment « vaccinés ont eu la variole, la vraie variole tout « comme s'ils n'avaient point subi l'inoculation du « cowpox.—Oui, maintenant les épidémies se multi- « plient, oui, le cowpox est impuissant, mais cela ne « prouve rien contre la vaccine ; le principe de la « vaccination est toujours excellent : *c'est le cowpox « qui est devenu mauvais* (sic) ; par ses transmissions

« successives, le cowpox a perdu sa puissance; il est « dégénéré, il faut le renouveler. »

Alors commença une nouvelle phase de l'histoire du vaccin, une série de recherches vraies ou supposées, dont l'Académie voulut bien écouter le récit périodique, et que nous tâcherons de raconter sérieusement.

Nous venons de le dire, le cowpox était *fatigué ;* et les plus célèbres parmi les propagandistes de la vaccine se mirent à la poursuite du cowpox *neuf.*

Mais il paraît, du moins d'après le temps que dura cette recherche et le bruit que l'on fit, il paraît que ce n'était pas chose facile; aussi jugez de l'allégresse générale quand, en 1836, après avoir parcouru vainement toute la province, après maintes annonces non justifiées, après maintes déceptions, on crut pouvoir annoncer officiellement à l'Académie, à la France, au monde savant qu'on avait eu enfin le bonheur de retrouver le cowpox, le vrai cowpox sur une vache de Passy, « vache blonde, » dont on ne dit pas le nom, et dont le rôle pourtant fait époque dans l'histoire de la vaccine.

L'Académie accueillit avec faveur l'importante communication; on nomma une commission qui se rendit à Passy, examina l'animal et se déclara fort satisfaite; sur son rapport, l'étable, désormais consacrée par la science, reçut des visiteurs sans nombre: la popularité de la vache blonde n'avait plus de bornes, et tout le monde voulut être vacciné de ce vaccin.

L'adroit auteur de cette petite découverte avait eu une idée heureuse : on lui envia sa bonne fortune; et l'imitation, qui vient planter son lierre au pied de tous les succès, lui fit une concurrence telle qu'il n'eut plus d'autre avantage que la priorité, et fut oublié immédiatement; car chaque jour l'Académie recevait et prenait en considération un nouveau rapport qui annonçait une nouvelle vache, affichant des prétentions à la célébrité de la vache de Passy, une nouvelle bienfaitrice de l'humanité, une gloire à la suite.

Il y eut la vache de Rambouillet, la vache de Versailles, la vache de Châtellerault, la vache de Livry, la vache d'Antony, etc.; l'Académie dut se hâter de déclarer *le vaccin définitivement retrouvé*, autrement toutes les vaches de France et d'Europe eussent, je crois, présenté leur requête et offert leurs services à M. Bousquet.

Il était temps : que de séances qui n'avaient eu d'autre objet! que de discussions oiseuses, de délibérations absolument perdues!

Ceux qui suivaient alors les séances de l'Académie ont gardé le souvenir de ces débats interminables qui, le lendemain, — de l'aveu même de ceux qui y avaient pris part, étaient reconnus tout à fait inutiles; car on découvrait bien souvent que l'on n'avait discuté avec acharnement rien autre chose que les conséquences probables d'un fait dû seulement ou à l'imagination, ou à l'observation erronée, ou à la naïve crédulité du premier opinant.

De toutes ces séances longues, ennuyeuses, vaines,

qu'était-il résulté pour l'Académie? qu'avait-elle entendu? qu'avait-elle fait pour la science?

Elle avait entendu le récit cent fois répété d'observations sans intérêt, et d'expériences qui souvent ressemblaient à des mystifications. On lui avait conté que, dans l'espoir de retrouver le cowpox, on avait inoculé à des vaches la petite vérole; qu'on avait ainsi obtenu des pustules de cowpox qui, reporté sur l'enfant, avait produit une vaccine d'un caractère très-dangereux.

On lui avait conté que, dans l'espoir moins hardi de rendre au cowpox *fatigué* sa vertu première, on l'avait transmis de l'homme à la vache, et que cela avait pris.

On lui avait ainsi donné un moment à croire que le vaccin, pendant un laps de temps, avait été perdu pour les vaches, et que par bonheur pour ces bêtes, il avait été providentiellement conservé par l'espèce humaine, qui l'avait rendu à l'espèce animale.

Autant qu'il m'en souvient, un des plus infatigables lecteurs était le docteur Fiard : ses expériences furent nombreuses et souvent répétées; il n'épargna pas la patience de l'Académie ; il les raconta toutes, il ne fit jamais grâce du moindre détail.

Il paraissait, du reste, pénétré de son sujet, et parfaitement dévoué à l'œuvre. Il avait acheté une petite vache pour expérimenter plus sûrement.

Il partait de ce raisonnement : « Si, disait-il, « comme on le prétend, le *vieux* vaccin n'a pas subi « de dégénérescence, par suite des transmissions ré- « gulières qui l'ont conservé chez l'homme jusqu'à

« ce jour, il doit, comme dans les premiers temps de « son introduction en France, jouir de la propriété « de se reporter de l'homme à la vache, et de la va- « che à l'homme. Les procès-verbaux de l'ancien « comité central de vaccine (V. année 1803) prou- « vent en effet qu'au commencement de ce siècle on « réussissait fréquemment à reporter le virus-vaccin « de l'homme à la vache et de la vache à l'homme. »

Or, M. Fiard racontait avoir inoculé le vaccin à soixante-dix vaches de différentes espèces, et avoir obtenu seulement six ou sept fois une éruption moins développée que dans le cas de la plus faible vaccine ordinaire, en un mot des pustules à peine caractérisées. La matière de cette éruption, inoculée à des enfants, était toujours restée sans la moindre action.

Ces expériences se prolongèrent longtemps sans plus de succès. « Donc le vaccin est dégénéré, » disait M. Fiard ; il faut donc se mettre à la recherche du cowpox primitif, et comme tout le monde il demandait et il cherchait.

Enfin, l'opiniâtre expérimentateur reçut du cowpox d'Angleterre, et quoique l'origine de ce cowpox ne fût pas suffisamment justifiée, il se hâta de pratiquer à sa petite vache neuf insertions du nouveau virus : trois sur chaque trayon.

« Bientôt, dit-il, une proéminence sensible indiqua le développement des boutons, enfin, au cinquième jour, l'éruption était évidente. »

Ce succès inespéré fit oublier à M. Fiard toutes ses peines, toutes ses déceptions, toutes ses dépenses.

Il se crut sûr de perpétuer le cowpox et songea à fonder un établissement central de vaccination. Le 10 mai il fit insérer une annonce dans un journal politique : le 12, onze personnes avaient déjà été se faire inscrire pour être soumises à l'inoculation de son nouveau cowpox.

Les pustules de la vache continuèrent à se développer régulièrement. Le huitième jour elles étaient plus grosses et plus larges qu'elles ne le sont d'ordinaire à cette période sur l'homme : elles avaient, dit-il, tous les caractères d'un *beau bouton* : l'aréole commençait seulement à s'étendre, et, le dixième jour, les pustules s'entouraient d'une rougeur brunâtre accompagnée d'un gonflement des tissus environnants. Le treizième jour, les aréoles étaient presque éteintes. Enfin les croûtes se formèrent : M. Fiard pense qu'elles tombèrent promptement, mais il ne le sait pas, dit-il, d'une manière précise, parce qu'aussitôt le vaccin recueilli il avait vendu sa petite vache.

Sur les onze personnes inscrites huit seulement se trouvèrent au rendez-vous, et l'opération eut lieu en présence de quelques amis de M. Fiard.

L'inoculation échoua sur deux enfants, dont l'un, âgé de sept ans, avait déjà subi vainement plusieurs vaccinations ordinaires ; sur un seul enfant trois pustules se développèrent ; sur quatre autres il s'en développa de quatre à sept ; le dernier n'en eut qu'une.

M. Fiard décrit soigneusement la marche de cette vaccination, et déclare que les pustules qui en sont la conséquence présentent des différences notables avec celles que produit le vaccin ordinaire, du moins quant au degré d'intensité des symptômes locaux et généraux.

M. Fiard croyait tenir le cowpox; il l'assurait à l'Académie qui ne perdait pas une expérience.

Mais la conservation de la précieuse matière présentait des difficultés sans nombre. Bientôt M. Fiard donna je ne sais quels prétextes : l'*irritabilité* des vaches causée par l'engorgement des mamelles, l'impossibilité de réunir les personnes à l'époque convenable, et mille autres raisons aussi précises. Enfin, je ne sais comment cela se fit; mais, malgré ses soins et ses efforts, M. Fiard, tout d'un coup, *perdit son cowpox.*

Quand le précieux virus fut perdu, on mit le comble au désespoir de M. Fiard en ne partageant point ses regrets. On lui reprocha, et ce reproche fut répété officiellement par M. Breschet dans un rapport à l'Académie des sciences, on lui reprocha de n'avoir pas prouvé l'authenticité du cowpox qu'il avait fait venir d'Angleterre, authenticité d'autant plus contestable que, selon la correspondance du prince de Talleyrand au docteur Bourdois, on ne s'était servi en Angleterre, jusqu'en 1831, que du vaccin de Jenner, et qu'*il y avait plus de vingt ans qu'on n'avait vu de cowpox dans ce pays.*

Du reste, M. Fiard n'était pas seul à expérimenter sur le vaccin primitif et le cowpox retrouvés.

Le docteur Seyffer, le docteur Beckbittinger et tant d'autres lurent aussi à l'Académie de longues dissertations sur les différences qu'ils avaient remarquées entre les pustules des deux vaccins, aux périodes successives de l'inoculation.

L'Académie avait pris toutes ces expériences en sérieuse considération; les journaux français avaient longuement retenti de ses espérances et de ses déceptions; l'impulsion était donnée à toute la France, à toute l'Europe, au monde entier. Et partout on s'était mis à chercher le cowpox, le vrai cowpox sous la direction de toutes les Académies, sous la protection et avec les encouragements de tous les gouvernements.

Dans le Wurtemberg, une ordonnance du 13 novembre 1825 avait recommandé expressément aux médecins et aux vétérinaires du bailliage d'aller à la recherche du vaccin originaire; une prime de deux thalers devait être accordée à tous les fermiers dont les vaches présenteraient les pustules vaccinales. En 1826, il y eut une prime, trois en 1828; et en 1829, quatre vaches valurent à leurs propriétaires la récompense promise.

Le 28 mars 1829, une nouvelle ordonnance avait porté à quatre thalers la prime pour les vaches dont le cowpox aurait été inoculé avec succès; la prime était fixée à deux thalers pour les vaches dont le cowpox ne réussissait point. Cette année même il y eut lieu d'accorder huit primes de quatre, et dix-sept primes de deux thalers; en 1831 et 1832, les primes furent encore plus nombreuses. Ces encouragements faisaient vraiment merveille, et les découvertes du cowpox, un moment, se multiplièrent à tel point, que l'on put croire le pays privilégié ; pourtant M. Héring, qui a publié un grand nombre d'observations sur le cowpox recueilli dans le Wurtemberg, assure, de sang-froid, que ce pays ne présente ni dans son climat, ni dans sa végétation, rien qui doive favoriser spécialement le développement du cowpox.

Il ajoute que bien qu'on ait trouvé de 1827 à 1837, sur quatre-vingt-quatre vaches, du cowpox vrai, il peut « prouver, par la carte géognostique du « royaume de Wurtemberg, que ni la nature du « sol, ni son degré d'élévation au-dessus de la mer « ne contribue à la fréquente production du cowpox, « comme quelques auteurs ont voulu le prétendre. »

Nous n'insisterons pas sur la haute portée scientifique de ces faits.

Dans le duché de Bade, une ordonnance ministérielle du 5 mai 1829 promet, comme dans le Wurtemberg, une récompense à tout propriétaire qui avertirait à temps l'autorité de l'existence du cowpox.

A l'ordonnance était jointe une description exacte du vrai cowpox des vaches qui, selon le professeur Héring de Stuttgard, est facile à confondre avec une maladie contagieuse très-commune chez les ruminants, et connue sous le nom d'*aphtæ epizooticæ*[1].

[1] A ce propos, nous devons dire que Macpherson découvrit dans l'Inde cette épizootie frappant, par une singulière coïncidence, les bestiaux d'un village au moment même où les hommes de ce village étaient envahis par la variole. Wood avait signalé cette maladie dans le Surate et le Dakka. Macpherson prit de ce

A Calcutta aussi on croyait le vaccin dégénéré, et là aussi on recherchait le cowpox. Ce pays, alarmé de l'apparition de plus en plus fréquente des varioles et des varioloïdes, avait accusé la qualité du vaccin, et bientôt l'autorité engagea les médecins à faire des recherches : alors là aussi commencèrent des séries d'expériences de tous points semblables à celles qu'on faisait en France.

Nous trouvons, dans la *Calcutta-Governement's-Gazette*, le détail de ces travaux : dans l'espoir d'obtenir un vaccin plus actif, plus efficace, on tenta les expériences que le docteur Ceely d'Ailesbury venait de rendre célèbres en Angleterre : on inocula la variole de l'homme à une vache, et on prit de cette matière pour vacciner ; on inocula du virus-vaccin aux vaches ; enfin, on fit tout ce qu'on avait fait en France et dans le reste de l'Europe, et là, cela est bien entendu, pas plus qu'ailleurs on n'obtint de résultat sérieux.

En présence de ces échecs, d'autres médecins nièrent l'affaiblissement du virus. Discussions oiseuses, temps perdu, vaine polémique, tout comme en France.

W. Cameron, entre autres, s'acharnait à affirmer que le vaccin s'était conservé absolument tel qu'il

virus pour tenter des vaccinations ; mais les effets en furent si violents et si graves qu'il eut, assure-t-il, bien préféré l'inoculation de la variole humaine à cette singulière préservation.

A notre avis cette éruption était, à n'en pas douter, la variole humaine inoculée par contagion à la vache, puis reportée sur l'homme, transmission dont nous avons cité plus haut la tentative et les effets désastreux.

était en 1803, et que pendant tant d'années il avait été transmis de bras en bras sans perdre la moindre parcelle de sa vertu. « Les pustules, disait-il, sont « toujours les mêmes, toujours semblables aux pus- « tules dessinées par Jenner. »

Macpherson et Wood niaient aussi l'altération de la puissance du vaccin.

Enfin, nulle part les encouragements de l'autorité ne manquèrent, officiellement ou non, à la recherche du cowpox, et pendant bien des mois, toutes les Académies du monde n'écoutèrent et ne discutèrent pas autre chose.

Quant à l'Académie de médecine de Paris, rien n'égalait sa patience; toutes les séances se ressemblaient : un jour on lui soumettait une tentative heureuse; la séance suivante, la même tentative moins heureuse ou plus heureuse, ou bien on lui avouait qu'une expérience nouvelle était venue complétement démentir la première; puis, après les expériences, c'étaient les propositions de toute espèce, des idées folles à tous les degrés.

Il y eut des vaccinateurs qui soutinrent qu'on pouvait parer à l'affaiblissement du vaccin en augmentant le nombre des piqûres; ils ajoutèrent même que le nombre de ces piqûres, insuffisant jusque-là, avait été de tout temps la seule cause des échecs plus ou moins rares éprouvés par le vaccin. Ce point une fois admis par quelques médecins, chacun vint proposer son chiffre : les uns proposaient vingt piqûres, les autres trente; le chiffre monta peu à peu, et il y en eut qui osèrent, *risum teneatis*, proposer de pratiquer à chaque enfant, pour le préserver de la petite vérole, CENT piqûres vaccinales. Le plus raisonnable fut le docteur Heim, qui fixa le nombre à douze; mais il fut seul de son avis.

L'Académie écoutait et discutait avec lassitude toutes ces divagations; enfin, comme nous l'avons dit, grâce à la vache de Passy et à ses pareilles, le cowpox fut déclaré retrouvé, et l'Académie put espérer la reprise de ses travaux sérieux; elle put croire un moment que la question était vidée et la discussion définitivement close.

Vain espoir; on lui soumit bientôt les expériences comparatives du nouveau et de l'ancien vaccin; elle examina encore, et conformément aux conclusions du Comité de vaccine, elle reconnut la supériorité du nouveau virus, le déclara bon et efficace vaccin, puis passa à d'autres études.

Mais cette fois encore elle avait compté sans la petite vérole : elle avait perdu son temps — et à examiner et à défendre l'ancien vaccin, — à chercher et à découvrir le nouveau, — à comparer le virus *fatigué* au virus *régénéré*, — à reconnaître les vertus retrouvées du virus, et voici que l'épidémie variolique se joue et du nouveau et de l'ancien cowpox et du Comité de vaccine; et tout est à recommencer.

Que fera l'Académie? tant de fois confondue par l'argumentation irréfutable des faits; se décidera-t-elle à abandonner le vaccin qui tant de fois a compromis son infaillibilité? fermera-t-elle l'oreille aux vaccinateurs qui si longtemps ont abusé, au moins, de sa patience?

Songera-t-elle seulement après cinquante ans à rechercher le mode d'action du vaccin qui seul pourra lui révéler le pourquoi de cette impuissance; le secret de ces démentis que lui a jetés tant de fois une cruelle expérience?

Non : de même que les premiers vaccinateurs se sont contentés du plus simple empirisme, de l'observation la moins profonde, de même qu'ils se sont contentés d'additionner les faits sans chercher à les expliquer, de même l'Académie ne songe point à la théorie des faits qui la frappent; elle se contente elle aussi de l'examen le plus superficiel, de l'observation la plus simple, la plus vulgaire, la moins digne d'un corps savant à qui incombait une si grave responsabilité; toujours partant du même principe, je veux dire de la défense systématique du vaccin, elle ne veut point encore examiner impartialement la question : elle considère seulement le terrain qu'a perdu le vaccin et ce qu'elle peut encore disputer en son nom à l'éclatante insolence des faits.

Elle remarque que les varioles ne frappent en général les sujets vaccinés qu'après un certain laps de temps : sans autre explication, elle s'arrête à ce fait, le comité de vaccine s'y cramponne; on dit que le vaccin n'a qu'une action temporaire, cela est vrai; mais il a une action temporaire; quant aux conséquences, peu importe : cette action est prouvée. Or, puisqu'il en est ainsi, qu'y a-t-il de mieux à faire que de renouveler cette action, de la renouveler régulièrement?

« Cela est vrai, dit-on; à quoi songions-nous donc?

Comment n'avons-nous pas vu cela plus tôt? Quoi de plus simple et de plus naturel? La force (répercussive) du vaccin s'use, on la renouvelle : cette action est temporaire ; rien ne nous empêche de la perpétuer. Allons, tout est pour le mieux : cela nous a donné beaucoup de tracas, mais enfin nous nous en sommes tirés à notre gloire et à l'immortalité du vaccin. »

L'Académie se prononça tout naïvement pour la revaccination et le vaccin fut encore sauvé.

Il y eut pourtant des ardents, des intraitables, des vaccinateurs de la vieille roche qui blâmèrent l'Académie, qui l'accusèrent de faiblesse, lui reprochèrent le principe de la revaccination comme une concession dangereuse pour la foi jennerienne, comme un fait révolutionnaire dont ils faisaient le premier coup de sape porté à la précieuse institution du vaccin.

M. Salmade, entre autres, à l'Académie même, déplora plus d'une fois ce scepticisme, en quelque façon dès lors officiellement consacré par le principe de la revaccination : tout comme M. Husson et M. Moreau de Jonnès il croit, envers et contre tous, il croit à l'infaillibilité du vaccin ; pour lui la préservation est sûre, évidente : « Et on doute, dit-il, « tantôt de l'efficacité du vaccin, tantôt seulement « de la durée de cette efficacité et on veut revac- « ciner : mais à quoi bon? Non-seulement ces vac- « cinations sont inutiles, mais encore elles sont « propres uniquement à *ébranler la foi dans la « vaccine.* »

Il dit que, lorsqu'une seconde vaccine est régulière, elle ne constitue à ses yeux qu'*un travail local.*

Alors M. Piorry répond, qu'à son avis « les suc-« cès modifiés de la revaccination constituent en-« core une *variété* modifiée de la véritable vaccine : « c'est une VACCINOÏDE, dit-il, comme la *varioloïde* « forme une variété modifiée de la vraie variole. »

Nous avons montré, dans la première partie, ce qu'il fallait entendre par cette habile invention de la *varioloïde*. Quant à cette nouvelle fantaisie de *vaccinoïde*, nous n'avons pas à nous en occuper.

Jenner, ces Messieurs l'ignoraient sans doute, Jenner lui-même avait dès le principe reconnu la possibilité de la revaccination indéfinie ; il avait parfaitement exposé le travail produit par l'inoculation du cowpox, travail général dans la première épreuve et exactement pareil dans les suivantes :

« Puisque, dit-il, la petite vérole ne se manifeste « jamais *qu'une fois dans la vie* et que *la petite vérole* « *des vaches* en garantit sûrement, il semble que « celle-ci ne devrait non plus se manifester qu'une « fois sur le même individu, et que quand on l'a eue « on devrait ne pouvoir plus y être sujet derechef. « Cependant il est démontré qu'on peut l'avoir *plu-* « *sieurs fois.* En voici un exemple :

« William Smith de Pyrton étant, en 1780, chez « un fermier du voisinage, fut appelé à panser les « ulcères de l'un des chevaux de la ferme et prit *le* « *javart ;* il porta l'infection aux vaches, il eut plu-« sieurs ulcères aux mains et les symptômes ordi-

« naires d'affection générale. En 1791, il se trouva « chez un autre fermier, parmi les vaches duquel le « cowpox se manifesta, il le prit pour la seconde « fois et fut aussi fortement atteint que la première; « enfin, en 1794, il le prit une troisième fois et les « symptômes furent aussi graves que les deux pre- « mières fois. »

Jenner cite encore plusieurs observations dans le même sens, entre autres celle « d'Élisabeth Wyme, « qui avait eu en 1759 la *petite vérole des vaches :* « en 1797, elle subit l'inoculation variolique sans « succès; mais, en 1798, elle prit le cowpox pour « la seconde fois et le mal se développa encore avec « la même intensité que par le passé. »

Pearson, dans son livre sur la vaccine, dit formellement que « *la vaccine ne s'exclut pas elle-même*, et « que des bergers l'ont quelquefois à plusieurs re- « prises. »

Du reste, des expériences nouvelles avaient prouvé le fait jusqu'à l'évidence, et on passa outre. On n'avait pas le choix, il fallait calmer l'inquiétude publique, relever le vaccin : M. Salmade et les autres gardèrent leur conviction; M. Piorry en fut pour son invention de la vaccinoïde, et bientôt tout le monde, même M. Bousquet, qui avait écrit que « la seconde vaccination ne donne le plus souvent « qu'une fausse vaccine, » tout le monde se décida pour la revaccination par périodes fixes.

Le fait de l'action temporaire du vaccin une fois admis, on se mit à discuter la durée de cette action; les uns la fixèrent à quinze ans, les autres à dix, les autres à cinq. De longues séances de l'Académie se passèrent encore en ces insipides débats ; enfin on prit le parti qui semblait offrir le plus de garanties, et *cinq ans* fut la période officielle de la revaccination. La décision fut publiée avec les considérants ; la foule irréfléchie trouva l'idée toute naturelle.

Sous l'impression des tableaux effrayants que les vaccinateurs ne cessent jamais de faire de la variole dans l'intérêt de leur orfévrerie, le public se rejeta avec enthousiasme sur la revaccination.

Ce fut une mode, on croyait doubler sa sécurité.

Les timorés, dont l'usage est en général d'exagérer le conseil du médecin et qui croient se mieux guérir en doublant les doses prescrites, pensèrent ainsi à l'égard de la vaccine.

On rapprocha les termes fixés par l'Académie ; les terreurs maternelles ne croyaient jamais trop préserver les enfants ; la coquetterie féminine surtout ne se jugeant jamais assez vaccinée, il y eut nombre de personnes qui tous les ans allaient renouveler leur assurance, et tenter de payer par une fièvre de quelques jours une trompeuse sécurité pour toute l'année.

Quand dans une maison il y avait un cas de variole, immédiatement on se faisait revacciner en famille ; il semblait que ce fût la plus simple précaution, commandée par la plus vulgaire prudence : y manquer eût été impardonnable.

Bientôt des particuliers, des familles cette malencontreuse sollicitude gagna les souverains, qui mal informés crurent de leur devoir paternel de soumettre non-seulement leurs armées, mais leurs populations tout entières à cette sage et facile précaution; et bientôt dans toute l'Allemagne, dans tout le Nord des décrets inspirés par les meilleurs sentiments resserrèrent dans l'étreinte désastreuse du vaccin des millions de victimes.

C'est en Prusse qu'on prit l'initiative des grandes revaccinations exécutées d'une manière générale. Le chef de la médecine militaire, le docteur Von-Wiebel, donna l'ordre à tous les médecins militaires de revacciner indistinctement toutes les recrues de l'infanterie, qu'ils portassent ou non des cicatrices de leur première vaccination. Il recommanda en même temps de pratiquer un nombre de piqûres vaccinales plus considérable qu'on avait eu coutume de le faire jusqu'alors.

Voici quelques détails sur ces revaccinations dans les années 1831 et 1832 :

On revaccina en 1831, à Erfurth, toute la garnison, composée de six mille vingt hommes, du troisième corps d'armée. Chez deux mille trois cent cinquante-quatre de ces individus, on obtint, par cette revaccination, des pustules de vaccine reconnue vraie. Dans le huitième corps d'armée, sur deux mille sept cent quatre-vingt-quatre sujets qui furent revaccinés, on obtint chez neuf cent vingt-cinq de bonnes pustules.

En 1832, on revaccina, dans le huitième corps d'armée, trois mille neuf cent quarante-deux recrues, dont mille cinq cent quatre-vingt-quatorze avec un succès complet. Dans le cinquième corps d'armée, trois mille deux cent trente-quatre recrues furent revaccinées, et sur ce nombre deux mille cinq cent trente-cinq eurent de belles pustules vaccinales; ce succès engagea, en 1833, les autorités à donner un nouvel ordre officiel : toutes les recrues de l'armée indistinctement devaient être revaccinées tous les ans à leur entrée au corps. On décréta en outre qu'il fût dressé des états de revaccination par tous les médecins militaires, et qu'on y fît mention de l'état des cicatrices de la première vaccination, du succès obtenu dans la vaccination, du nombre de bonnes pustules produites, du nombre des revaccinés atteints dans le courant de l'année par la variole ou la varioloïde, et enfin de tout ce qui peut intéresser ou éclaircir la question de la vaccine.

Le docteur Lohmeyer publia (*Med. Zeitung*, 1834, n° 25) le relevé des vaccinations faites dans l'armée prussienne pendant l'année 1833; on revaccina en tout dans cette armée quarante-huit mille quatre cent soixante-dix-huit individus; trente-sept mille deux cent quatre-vingt-six d'entre eux portaient des cicatrices parfaitement distinctes de leur première vaccination; sept mille six cent quarante et un des cicatrices incomplètes, et trois mille cinq cent cinquante et un ne présentaient plus aucune trace de leur première vaccination. L'opération eut un succès complet chez quinze mille deux cent soixante-neuf individus, un succès incomplet chez douze mille deux cent trois, et elle échoua sur vingt et un mille six. Selon l'ordonnance, la revaccination avait été faite au moyen de vingt piqûres d'inoculation au moins sur chaque individu. Toutes ces mesures n'empêchèrent pas que parmi ceux qui, dans les années précédentes et dans l'année courante, avaient été revaccinés avec un succès complet, on en comptât cinquante-quatre atteints de la varicelle, cinquante de la varioloïde et vingt de la variole.

Comme cette expérience faite sur une grande échelle mérite un examen consciencieux, nous avons cru devoir rapporter l'extrait des revaccinations suivies chaque année dans la même armée.

Résultats des revaccinations faites dans l'armée prussienne, en 1834.

Quarante-quatre mille quatre cent quarante-quatre individus ont été revaccinés. De ce nombre, trente-trois mille six cent trente-quatre portaient des cicatrices distinctes, et trois mille six cent quatre-vingt-six n'en avaient point. La revaccination eut un succès complet chez seize mille six cent soixante-dix-neuf individus, un succès régulier chez douze mille deux cent quatre-vingt-sept, et elle ne produisit aucun résultat chez quinze mille quatre cent vingt-huit. On répéta la vaccination une troisième fois sur ces derniers; cette fois, avec succès sur huit cent soixante-six, et sans succès sur trois mille six cent soixante-quatre. — De tous les individus qui avaient été revaccinés avec succès cette année, quarante-six ont été atteints de la varicelle, trente et un de la varioloïde, et deux de la variole. De tous les revaccinés, il y eut soixante-dix-neuf cas de variole, varioloïde et varicelle, tandis que chez les individus simplement vaccinés, il y eut dans l'armée, pendant le cours de cette année, cinq cent quarante cas de variole ou varioloïde.

Résultats des revaccinations faites dans l'armée prussienne, *en* 1835 (*Med. Zeitung*, 1837, n° 20).

Il est simplement indiqué que cette année, trente-neuf mille cent quatre-vingt-douze revaccinations ont été faites, dont trois mille trois cent quinze ont parfaitement réussi; les autres détails sur cette année manquent.

Résultats des revaccinations faites dans l'armée prussienne, *en* 1836, par le docteur Lohmeyer (*Med. Zeitung.*, 1837, n° 20).

Quarante-deux mille cinq cent vingt-quatre individus ont été revaccinés. De ce nombre trente-deux mille six cent trente-cinq avaient des cicatrices distinctes, et deux mille cent quarante-quatre n'avaient point de cicatrices. — La revaccination fut suivie d'un succès complet chez dix-huit mille cent trente-six individus, d'un succès irrégulier chez neuf mille neuf cent quarante; elle n'eut aucun succès chez quatorze mille quarante-huit. Ces derniers furent vaccinés une troisième fois : on obtint une réussite parfaite chez quinze cent soixante-neuf, et on échoua encore sur huit mille neuf cent cinq. Et, chose remarquable, il y eut encore cette année des cas de variole et de varioloïde chez les individus qui avaient été revaccinés une et deux fois sans succès.

Résultats des revaccinations faites dans l'armée prussienne, en 1837.

D'après la circulaire du docteur Von-Wiebel (*Rust's Magazin*, tom. LII, 1838), quarante-sept mille deux cent cinquante-huit individus furent revaccinés. De ce nombre, trente-sept mille deux cent quatre-vingt-dix-neuf présentaient de belles cicatrices vaccinales; six mille neuf cent trois portaient des cicatrices indistinctes; trois mille cinquante-six pas de cicatrices. Le succès obtenu par la revaccination fut complet chez vingt et un mille trois cent huit individus; irrégulier chez dix mille cinq cent cinquante-sept; nul chez quinze mille trois cent quatre-vingt-treize; sur ce dernier chiffre on revaccina une troisième fois avec succès, deux mille deux cent quarante-trois, et sans succès neuf mille sept cent soixante et onze.

Résultats des revaccinations faites dans l'armée prussienne, en 1838 (*Rust's Magazin*).

Quarante-deux mille quarante et un individus

furent revaccinés. De ce nombre, trente-trois mille huit cent dix-neuf avaient des cicatrices distinctes de leur première vaccination; cinq mille six cent quarante-cinq des cicatrices indistinctes, et deux mille cinq cent soixante-dix-sept n'en avaient pas. La revaccination eût un succès complet chez dix-neuf mille cent dix-sept individus; un succès incomplet chez huit mille six cent soixante-douze, et elle fut sans résultat chez quatorze mille deux cent soixante-deux. Ces derniers furent soumis à une troisième vaccination; on obtint encore un résultat complet de vaccination sur deux mille trois cent six. — Parmi les individus revaccinés avec succès dans le cours de cette année, dix-neuf furent atteints de varicelle, dix de varioloïde et deux de variole.

Résultats des revaccinations faites dans l'armée prussienne, en 1839 (*Med. Zeitung*, 1840, n° 17).

Quarante et un mille quatre cent quatre-vingt-un soldats furent revaccinés. De ce nombre, trente-trois mille deux cent vingt-cinq avaient des cicatrices distinctes d'une première vaccination, et cinq mille huit cent quatre-vingt-neuf présentaient des cicatrices indistinctes; deux mille trois cent soixante-sept n'en avaient pas. Le succès de la revaccination fut complet chez dix-neuf mille deux cent quarante-neuf; irrégulier chez huit mille cinq cent trente-quatre, nul chez treize mille six cent quatre-vingt-dix-huit; ces derniers furent soumis à une troisième revaccination, il y eut encore cent cinq succès. — De ceux qui avaient été revaccinés avec succès cette année, dix-huit furent atteints de la varicelle, sept de varioloïde; et dans toute l'armée, on compta cinquante et un cas de varicelle, trente-deux de varioloïde, et six de variole.

Résultats des revaccinations faites dans l'armée prussienne en 1840 (*Med. Zeit.*, 1841, n° 16).

Quarante-trois mille cent vingt-deux soldats ont été revaccinés. De ce nombre, trente-quatre mille cinq cent soixante-treize portaient des cicatrices distinctes d'une première vaccination; six mille cent soixante-dix-sept des cicatrices incomplètes, et deux mille trois cent soixante-douze n'avaient pas de cicatrices visibles. La revaccination a eu un succès complet chez vingt-neuf mille cent cinquante-deux; chez huit mille cent vingt-un succès incomplet, et elle fut nulle chez treize mille sept cent cinquante; ces derniers, soumis à une troisième revaccination, on obtint encore deux mille huit cent trente et un succès et neuf mille huit cent cinquante-huit insuccès. Cette année il n'y eut, dans toute l'armée, que quarante-six cas de varicelle, vingt et un cas de varioloïde et sept cas de variole.

Résultats des revaccinations faites dans l'armée prussienne en 1841 (*Rust's Magazin*, 1842).

Le nombre des militaires soumis cette année à une revaccination était de quarante-quatre mille neuf cent quarante et un. Les cicatrices de la première vaccine étaient très-distinctes chez trente-six mille cent quatre-vingt-deux ; chez six mille cent quatre-vingt-douze, elles étaient irrégulières ; et deux mille cinq cent soixante-sept n'en présentaient pas. La revaccination produisit des pustules normales chez vingt-trois mille trois cent quatre-vingt-trois, des pustules modifiées chez huit mille trente-cinq, et elle fut sans résultats chez treize mille cinq cent vingt-trois. Parmi ces derniers, on répéta une troisième vaccination chez deux mille deux cent cinquante-quatre.

Cette année parut encore un nouveau réglement qui força tous les jeunes soldats à se faire revacciner à leur entrée au corps, et à se soumettre à une troisième revaccination dans le cas où la seconde n'aurait pas eu de succès.

Résultats des revaccinations faites dans l'armée prussienne en 1842 (*Med. Zeitung*, 1843, n° 14).

Quarante-deux mille cinq cent quatre-vingt-deux soldats furent revaccinés ; trente-trois mille cent quatre-vingt-cinq parmi eux avaient des cicatrices distinctes de la première vaccination ; six mille cinq cent cinquante et un des cicatrices incomplètes, et deux mille six cent quarante-six n'en avaient pas. La revaccination produisit une éruption vaccinale normale chez vingt et un mille huit cent soixante-cinq ; une éruption irrégulière chez huit mille cinquante-six, et nulle chez douze mille six cent soixante et un. Une troisième vaccination fut pratiquée sur ces derniers, et avec succès chez trois mille vingt-neuf. Il y eut cette année, dans l'armée, trente-huit cas de varicelle et quatre de varioloïde.

Résultats des revaccinations faites dans l'armée prussienne en 1842 (*Med. Zeitung*, 1844, n° 14).

Quarante-deux mille neuf cent quatre-vingt-dix-huit soldats furent revaccinés ; trente-trois mille quatre cent quatre-vingt-dix présentaient des cicatrices vaccinales d'une belle nature ; six mille deux cent cinquante-huit des cicatrices incomplètes, et deux mille trois cent cinquante n'en portaient pas de traces. La revaccination eut un succès complet sur vingt-deux mille soixante-deux ; un succès modifié sur huit mille six cent treize, et ne produisit aucun effet chez douze mille trois cent vingt-trois. Parmi ces derniers, une troisième vaccination réussit encore parfaitement sur deux mille quatre cent trente-neuf. Il y eut cette année, dans toute l'armée, soixante-douze cas de varicelle, quatre-vingts cas de varioloïde et quinze de variole.

Le 7 février 1833, l'ordonnance suivante fut publiée et mise en vigueur dans l'armée wurtembergeoise :

« Comme l'expérience des derniers temps a prouvé que l'état des cicatrices vaccinales ne peut nullement servir comme une marque distinctive entre les vaccines préservatrices et celles qui ne le sont pas, et comme il devient de jour en jour plus probable que la force préservatrice de la vaccine s'affaiblit chez beaucoup d'individus après une série d'années, j'ordonne, d'après un avis du ministre de l'intérieur, que tout jeune soldat, quoique vacciné et ayant des *cicatrices vaccinales incontestables*, soit revacciné dès son arrivée au corps; *sont seuls exceptés, ceux qui ont de nombreuses cicatrices de variole.* »

Le docteur Heim fait la remarque, dans le travail qu'il publia sur ces revaccinations, que les résultats obtenus dans l'armée wurtembergeoise s'accordent à peu près avec ceux obtenus cette même année dans l'armée prussienne.

Le gouvernement wurtembergeois ne se borna pas au décret concernant l'armée. Le 26 mars 1833 il publia une ordonnance qui recommande expressément à tous les individus au-dessous de trente ans qui ne seraient pas encore vaccinés, et dont la première vaccine daterait de plusieurs années, de se faire revacciner, quel que fût l'état de leurs cicatrices vaccinales, sous peine d'une condamnation en dommages-intérêts si, par l'omission de la revaccination, ils devenaient cause de quelque préjudice.

En 1824 et 1825, le docteur Dornblüth de Plau (Mecklembourg), après un assez grand nombre d'observations de varioloïdes très-graves qu'il avait recueillies dans différents villages mecklembourgeois, fut un des premiers moteurs et propagateurs de la revaccination. Dans *le Journal Hufeland supplement Heft*, 1824, il rend compte de deux cent trente-quatre revaccinations qu'il a pratiquées. Parmi les sujets revaccinés, quatre avaient eu la petite vérole et en portaient des traces bien incontestables. Il obtint sur ces quatre derniers une vaccine fort belle, très-légitime, et qui suivit très-régulièrement toutes les phases. Le docteur Dornblüth évite de tirer des conclusions de ces faits, il admet seulement que la vaccine n'est pas infaillible, ce dont il s'était déjà trop assuré lors de l'épidémie de 1824 où il avait été à même de constater des varioloïdes et des varioles sur des sujets de tout âge très-bien vaccinés.

Nous avons parlé dans la première partie des revaccinations pratiquées dans l'armée russe, observation énorme et qui présente des résultats encore bien plus caractéristiques que toutes celles que nous venons de citer.

Grâce à leur constitution robuste, les Russes avaient eu longtemps l'avantage de résister à l'action du cowpox ; longtemps cette puissante organisation brava les funestes conséquences de la vaccine. Ils étaient vaccinés comme toute l'Europe et leur organisme fonctionnait tout comme Dieu l'avait réglé; ils étaient vaccinés et la variole se produisait régulièrement presque à ses heures comme si de rien n'était. Mais les efforts consciencieux du gouvernement et des seigneurs ne se lassèrent point; on ordonna de doubles, même de triples vaccinations; on décréta l'amende et la prison contre les parents qui ne se conformeraient pas aux ordres du gouvernement.

La plus vigoureuse constitution devait céder : le docteur Herder, de Saint-Pétersbourg, constate avec satisfaction le résultat de cette lutte, il montre le vaccin triomphant enfin, après une troisième inoculation; il raconte cette victoire dans *le Journal Hufeland;* pour plus de sécurité, on avait, comme nous l'avons vu, vacciné indistinctement, même les soldats qui avaient eu la petite vérole, même ceux qui en portaient les traces les plus incontestables et les plus profondes. Jamais la revaccination n'avait été pratiquée sur une plus vaste échelle; jamais l'observation n'avait été sous tous les rapports plus complète ni mieux caractérisée.

De tous ces faits, disons-le en passant, on a déduit l'observation statistique suivante des âges où les sujets vaccinés sont le plus particulièrement susceptibles d'être affectés de variole; rare, au-dessous de douze ans, de quinze à vingt ans elle devient de plus en plus fréquente et intense; de la vingt-troisième à la trentième année la proportion reste à peu près constante, puis elle diminue graduellement d'année en année.

Grégory fait à ce sujet la réflexion suivante : « Il « semble, dit-il, qu'il existe quelque chose de par- « ticulier dans la constitution qui la rend plus apte à « subir la contagion variolique. » Ce quelque chose est tout simplement l'action du vaccin qui faiblit, les tissus de la peau qui se relâchent, la nature qui reprend ses droits.

Nous n'avons pas besoin d'insister sur les dangers que présente la revaccination ; ces dangers ne sont ni moindres, ni plus grands que ceux de la première vaccination.

Outre les conséquences immédiates de l'opération [1] qui doivent être toujours les mêmes la seconde

[1] Les conséquences immédiates de l'opération, quoique moins graves en réalité, et d'une moindre portée que les conséquences médiates dont nous avons donné la démonstration dans tout le le cours de ce livre, méritent cependant d'être mentionnées.

Il est parfaitement reconnu, par exemple, que maintes fois des principes délétères ont été inoculés et se sont développés au lieu et place du vaccin. Combien de cas d'inflammation du bras avec engorgement des ganglions axillaires, que d'abcès, que d'ulcères de mauvaise nature ont été la suite de la vaccination ! Combien n'a-t-on pas compté d'enfants morts dans les convulsions quelques jours après l'insertion du virus ! quel est le praticien qui, dans le cours de sa carrière, n'a pas été à même de constater et de déplorer ce triste dénouement? D'autres fois ce sont des engorgements ganglionnaires sous-maxillaires qui surviennent sept ou huit jours après l'inoculation du vaccin ; l'action du vaccin sur la circulation lymphatique a même souvent lieu dans un espace de temps beaucoup plus court.

Un autre accident est encore souvent à redouter ; outre ces engorgements, on voit souvent, et Jenner lui-même en cite le premier plusieurs observations, on voit le bouton vaccinal s'étendre, se caver, et se convertir en un véritable ulcère rongeant dont l'irritation produit un gonflement inflammatoire tellement comme la première fois, — la revaccination vient simplement renouveler une action nuisible qui s'épuisait, resserrer encore une fois la peau qui se relâchait, en un mot recommencer une nouvelle période de répercussion.

Nous avons fait toute l'histoire de la vaccine; nous avons vu comment cette découverte, grâce à un enthousiasme qui fut calculé presque dès les premiers jours, est arrivée à prendre place dans la loi de tous les pays; nous avons vu en présence, d'un côté la raison et les faits, de l'autre le parti pris de certains entêtements, surtout de certains intérêts.

Nous avons vu les théories fantastiques, les in-

grave qu'il s'étend quelquefois au cou, à la face, et se termine enfin en véritable érysipèle.

Le docteur Husson, l'un des premiers secrétaires du comité de vaccine, et certes le plus intraitable, lui qui n'a jamais voulu avouer un seul cas de variole après vaccine, reconnaît cependant avoir rencontré des accidents de ce genre; voici ce qu'il rapporte à ce sujet dans son *Traité de vaccine:* « J'ai vu des ulcères très-« inquiétants produits par la vaccine; d'abord la rougeur fut très-« vive, la chaleur forte, le gonflement et la dureté du bras consi-« dérable, la fièvre s'alluma. Les ulcères au bout du sixième jour « étaient recouverts d'une escarre gangréneuse qui s'enfonçait « dans l'épaisseur du bras, et qui ne se détacha qu'au bout d'un « mois. Il sortait de ses bords une sérosité acre, fétide, qui en-« tretenait l'irritation des parties voisines. »

M. Husson signale encore un autre genre d'accident qui se produit assez fréquemment. «Il arrive souvent, dit-il, que l'aréole qui circon-« scrit le bouton vaccin, occupe une très-grande étendue, que la « peau qui en est le siége prend une *densité* considérable, et s'é-« lève au-dessus du niveau du membre. Cet état inflammatoire de « la peau, qui ressemble beaucoup à un érysipèle phlegmoneux, « pénètre dans le tissu cellulaire, forme dans les diverses parties terprétations, les fables, et toujours et par tout les mécomptes qui n'ont jamais découragé l'opiniâtreté des propagateurs ni la naïve crédulité des victimes.

Nous avons suivi les vaccinateurs dans le détail de toutes leurs manœuvres, qui se résument en quatre grandes évolutions; ils ont d'abord nié les varioles après vaccine, niant soit la qualité de la variole, soit la qualité de la vaccine, — puis ils ont inventé la varioloïde, — puis *la nouvelle aptitude* à la variole, — puis, les faits se multipliant à étourdir toute leur assurance, ils dirent que le vaccin était *fatigué*, — et ils le régénérèrent.

Pendant cette longue période, le public crut suc-

« de son trajet des centres d'engorgement particuliers, isolés du « bouton-vaccin; il établit depuis la pustule jusqu'à l'aisselle, « une chaîne non interrompue dans la direction de laquelle se « propage quelquefois une douleur très-vive au toucher. Cette « inflammation suit dans sa marche la disposition anatomique de « la poche cellulaire qui environne le bras, y détermine une « chaleur très-vive; les mouvements du membre sont gênés, la « peau est tendue, et le vacciné a un fort mouvement de fièvre, « souvent aussi beaucoup de douleur et d'engorgement dans les « glandes subaxillaires. Souvent cette auréole érysipélateuse se « couvre de petits boutons qui ne viennent point en suppuration, « et qui disparaissent avec l'érysipèle. J'ai vu cet érysipèle se « propager sur le dos et la poitrine, et le docteur Odier dit que « chez un de ses malades, il s'est non-seulement étendu sur la « totalité du bras, mais qu'il a gagné le cou et le visage au point « de fermer l'œil et de produire une forte fièvre.

M. Husson cite encore deux observations de ce genre recueillies par M. Blanc, chirurgien à New-York : dans ces deux cas, l'affection fut tellement grave qu'elle entraîna la mort des deux enfants vaccinés.

cessivement à la *fausse vaccine*, à la fausse variole, à la nouvelle aptitude, au vaccin fatigué, au vaccin régénéré.

Toujours éclairé par les faits et retrouvant toujours son ingénuité pour accepter les explications des vaccinateurs, le public écouta encore quand on lui avoua que la vaccine n'avait qu'une action temporaire, et qu'il fallait renouveler cette action. Il ne songea pas à répondre : « mais *alors le vaccin ne détruit donc pas la variole? et s'il ne la détruit pas, que fait-il? — il l'enferme.* » D'ailleurs, cette fois, on employa d'ensemble tous les procédés qui avaient servi à chaque crise de l'histoire de la vaccine; on reparla en même temps de fausse vaccine, de nouvelle aptitude, de bon et de mauvais cowpox; la situation était extrême, on fit feu de toutes pièces; le public ne répliqua pas, et le principe de la revaccination fut admis partout.

Depuis dix-huit ans, la question n'a pas fait un pas: aujourd'hui nous en sommes encore à la revaccination.

Les résultats sont toujours les mêmes; après la revaccination comme après la simple vaccination, les observations sont exactement pareilles; mais il semble que sur ce point l'opinion publique soit domptée; on ne songe plus à contester le vaccin : quand la petite vérole se produit en dépit du cowpox, on ne s'en prend qu'à la petite vérole, et on revaccine machinalement.

Toutefois il est temps de chasser toute illusion, de bien voir enfin que la petite vérole est un fait spontané, une épuration naturelle et indispensable; que par conséquent elle ne peut être ni supprimée, ni même circonscrite. Si elle eût été une maladie, il est évident que grâce aux efforts multipliés et surtout produits avec la simultanéité, l'unité la plus louable par toutes les populations et par tous les gouvernements, il est évident que cette maladie, bien isolée d'abord, eût bientôt disparu tout comme a disparu la lèpre.

Il n'y a pas bien longtemps encore, M. Bousquet écrivait : « Non-seulement la vaccine prend la place de la petite vérole; mais en épuisant l'aptitude de l'organisation, elle la met dans l'impuissance de se reproduire, de sorte que si les hommes avaient la sagesse de s'entendre, de se liguer contre l'ennemi commun, il disparaîtrait de la terre. »

Les hommes ont eu assez longtemps cette *sagesse*, et l'ennemi n'a pas disparu.

Maintenant donc, à la dernière page de l'histoire de la vaccine, nous avons le triste spectacle des conséquences de ces entraves imposées à l'action de la nature : et à l'égard de la variole elle-même, les conditions sont absolument pareilles; c'est-à-dire que malgré le vaccin, malgré le vaccin régénéré, malgré la revaccination, la variole se produit toujours, et certes ne disparaîtra jamais, nonobstant le rêve et la promesse des vaccinateurs.

Nous ne dirons pas : le comité de vaccine le rêve et le promet encore; le comité ne rêve, ne dit plus rien; il conserve, voilà tout, en sommeillant, comme on conserve une bibliothèque ou des archives : heureux de ne plus être appelé sur la brèche, il ne cherche point le progrès, il ne veut point envahir, il ne demande que l'inamovibilité.

A nos lecteurs de juger maintenant si l'on doit respecter cette quiétude.

LIVRE SIXIÈME.

CONSIDÉRATIONS GÉNÉRALES SUR L'HISTOIRE DE LA PETITE VÉROLE. — GERME INNÉ.

Jusqu'à la fin du siècle dernier, nous l'avons dit, on reconnaissait généralement que la petite vérole provenait d'un *germe inné*, qu'elle était une crise naturelle, inévitable ; mais lorsque Jenner eut inventé le vaccin, lorsqu'il se fut formé des sociétés pour le propager ; enfin quand les vaccinateurs eurent rêvé l'extinction de la petite vérole, on ne pouvait plus partir du même principe.

Pour que la tentative fût rationnelle, il fallait avant tout établir que la petite vérole était non pas une crise se produisant de toute éternité, mais une maladie nouvelle, ignorée des premiers âges de la médecine.

Les vaccinateurs se livrèrent donc, sinon aux recherches, du moins aux inventions, aux dissertations les plus oiseuses, non pas sur le fond même, mais sur la couleur du mensonge; il y eut des livres tout entiers sur l'âge, sur l'origine, sur le *lieu de la naissance* de la petite vérole. Les uns, attribuant l'importation aux Sarrasins, ont dit que la petite vérole était née sur les *terres des Arabes*, sans fixer l'époque ; on voit que, chez les vaccinateurs, la chronologie et la géographie manquent de précision ; d'autres, basant toujours aussi solidement leurs conjectures, disent que la variole a pris naissance en Éthiopie, « puisque « c'est d'Éthiopie qu'on assure que plusieurs pestes « sont sorties. » Enfin, une dernière version choisit l'Égypte, sous le prétexte que l'Égypte est le climat le plus pernicieux et le plus propre à engendrer des maladies pestilentielles.

Nous passons sur une dissertation qui attribue le développement des miasmes varioliques aux eaux du Niger, échauffées par un long trajet sous la zone torride. Toutes ces fables n'ont même ni caractère ingénieux, ni vraisemblance. Il est facile aux plus indifférents d'en faire immédiatement justice.

Mais tout partisan de la vaccine commence religieusement son livre par ces légendes. En effet, si la variole n'est pas une maladie acquise, transmise, venue on ne sait d'où, comment prétendrait-on s'en préserver ? Les vaccinateurs eux-mêmes n'oseraient pas dire qu'ils s'opposent à la marche de la nature : l'absurdité de la thèse deviendrait trop évidente ; de là ces peines infinies pour nier l'éternité de la variole, ce devoir pieusement accompli par tout séide ; de là cette mythologie spéciale.

Il faut prévenir même des arguments ridicules : discutons donc sérieusement ces récits enfantins.

Nous citerons d'abord les livres chinois, et en particulier les cinq *Kings*, les cinq livres sacrés qui remontent à l'origine même de l'empire chinois. L'un d'eux, le *Chou-King*, ou *Livre des Annales*, renferme des descriptions d'épidémies varioliques.

M. de Guignes, qui avait été vingt ans consul en Chine, sinologue célèbre, dont la science pratique en ce genre n'a jamais été mise en doute, a eu l'obligeance de nous traduire des passages fort précis à ce sujet; du reste, tout le monde peut lire les traductions du Chou-King, refondu et éclairci, au sixième siècle avant Jésus-Christ, par Confucius, qui longtemps même en a été cru l'auteur.

L'origine de cette prétendue maladie se perd pour les Chinois dans la nuit des temps, ce qui veut dire que, pour eux, elle existe de toute éternité. Les documents précis remontent à 1122 ans avant J.-C., sous Tcheoco. Ces documents n'ont jamais été contredits jusqu'ici ni par les sinologues, ni par la tradition des missionnaires.

Les vaccinateurs ont taxé d'obscurité les passages, pourtant incontestables, d'Hippocrate qui traitent de la petite vérole, prétendant que s'il eût connu cette maladie, il en aurait disserté longuement; ils ont pareillement nié que Galien en parlât; du reste, on l'avait soutenu avant eux, et Rhazès déjà dit à ce sujet :

« Celui d'entre les médecins qui a prétendu que Ga-
« lien, cet excellent auteur, n'a fait nulle mention de
« la petite vérole, et que cette maladie lui a été en-
« tièrement inconnue, *n'a jamais lu les ouvrages de*
« *Galien*, ou bien ne les a lus qu'en feuilletant, et
« d'une manière superficielle; car cet auteur nous

« donne un précepte sur cette maladie, dans son pre-
« mier traité *secundum genus*, où il dit : « Cela est bon
« de cette manière et dans la petite vérole. »

« Il dit encore, au commencement de son qua-
« torzième livre *sur le pouls*, près du premier feuil-
« let : Le sang se corrompt quelquefois et vient à un
« tel degré de corruption (ce qui ne vient que d'un
« excès d'inflammation), que la peau en est comme
« brûlée, et il y survient des pustules de petite vé-
« role et de charbon, de façon que la peau en est
« toute rongée.

« Et dans son neuvième livre *de Usu partium*, il
« dit : Le superflu des aliments, qui ne se convertit
« pas en sang, reste dans ces membres, s'y cor-
« rompt, s'y accumule, au point qu'il y survient en-
« fin le charbon, la petite vérole et des inflamma-
« tions qui, en s'étendant, attaquent les parties
« voisines.

« Et dans ce quatrième livre, *Ad Timæum*, il dit
« aussi : Les anciens ont donné le nom de phlegmon
« à toute partie enflammée, comme au charbon et à
« la petite vérole, et ces maladies, selon eux, ne doi-
« vent leur origine qu'à la bile.

« Mais on a raison de dire que Galien n'a pas
« donné une méthode particulière pour traiter cette
« maladie, ni établi la cause qui la produit. »

Cependant nous pouvons ajouter aux passages de Galien cités par Rhazès, le suivant, qui nous semble assez clair (*Thérapeutique*, 4e livre) :

« Dans le cas où les ulcères sont advenus d'une
« fluxion, il est manifeste que ces dits ulcères sont

« produits d'humeurs vicieuses, *car la nature a cou-*
« *tume de faire ainsi des maladies quand elle purge*
« *le corps; elle envoie tout l'excrément à la peau, en*
« *sorte qu'il advient que ladite peau est ulcérée et*
« *tout le corps purgé.* »

Galien, en définissant cette maladie, lui donne le nom de Κεγχρίας. Etienne Dolet, en le traduisant, ajoute que les Latins l'appelaient *herpes miliaris.*

« Cette sorte d'herpes, dit-il, ne fait pas tout de
« suite ulcère, mais d'abord seulement des pustules
« dans la forme des grains de millet, et les pustules,
« au bout de quelque temps, *tournent à ulcère.* »

Il est bien évident qu'il ne peut s'agir ici de la fièvre miliaire; si le premier symptôme le faisait supposer, le second coupe court à toute conjecture de ce genre.

Maintenant, quant aux Latins, Pline parle comme Hippocrate et d'après lui, d'éruptions qui laissent des traces et cicatrices au visage : il faut bien reconnaître à ces signes spéciaux la variole; car je ne sais trop comment on pourrait argumenter contre cette thèse, à quelle affection on pourrait attribuer cette description.

Il faudrait donc admettre que les éruptions désignées par ces auteurs ont disparu pour faire place à la variole; car je ne connais pas aujourd'hui d'affections de cette nature, qui laissent ces cicatrices pour lesquelles Pline conseille l'application de topiques.

Nous citerons encore Dioscoride d'Anazarbe, qui vivait au premier siècle de notre ère, et nous

nous arrêtons; nous ne voulons pas renouveler des discussions oiseuses et usées sur les ἐξανθήματα, les ἐκτύματα, les *pustulæ*, *pusulæ*, *sudamina*, *variolæ*, etc.

Nous avons voulu seulement mettre en lumière des documents qui établissent qu'aussi loin que remonte sur tous les points du globe la tradition écrite, aussi loin aussi remonte la chronique de la petite vérole.

Les vaccinateurs ont dit : « Pour prouver que la « variole n'est pas une maladie acquise, il faut dé« montrer qu'elle est aussi ancienne que le monde. » Je crois que, sans trouver des documents antédiluviens, le fait est démontré par la théorie de la maladie d'abord, par le caractère évidemment ridicule des origines qu'ont inventées les propagateurs du cowpox, et enfin parce que nous avons pour nous, non pas des documents de toute éternité, mais les documents les plus reculés qui soient au monde.

On demande, en second lieu, de prouver que tous les hommes sont sujets à ces attaques.

Prenons jusqu'aux témoignages les plus anciens : Aétius, médecin d'Amida, qui vivait à la fin du cinquième siècle, et qui a compilé tous les anciens médecins grecs, parle en termes précis d'une maladie particulière aux enfants, qui est évidemment la variole.

Le traducteur d'Aétius, Jean-Baptiste Montamy, rend ainsi le passage où le médecin grec traite de cette maladie :

« Prædiximus jam infantes ob depravata ali-

« menta in diversos morbos incidere ; ita ut præter « alia multa exanthemata, quoque et ampullæ quas « phlyctenas vocant humidaque ulcera bubastica ap- « pellata, in corporis superficiem erumpant. »

Maintenant prenons les médecins arabes qui, comme témoignage en cette question, ont une valeur énorme ; car les plus anciens d'entre eux sont les premiers qui surent recueillir les œuvres des Grecs : fidèles et intelligents dépositaires, ils prirent, pour point de départ, la science où les progrès des Grecs l'avaient laissée.

Il est facile d'abord de montrer comment les connaissances superficielles des vaccinateurs les ont induits en de grossières erreurs sur cette question des médecins arabes.

En effet, les médecins arabes sont les premiers qui aient donné des traités complets de la petite vérole ; de là, des vaccinateurs ont cru pouvoir dire que la variole elle-même, inconnue en Europe pendant les premiers siècles de notre ère, avait été importée par les Arabes. Mais ces savants, ces érudits chercheurs ignoraient ou ont feint d'ignorer que l'empire des Grecs s'éteignant, celui d'Occident, déjà en proie à l'invasion des Barbares, les Arabes devinrent un moment les seuls dépositaires de la science.

Un de leurs khalifes, Almammon-Abdallah, qui monta sur le trône l'an 813 de J.-C., fit traduire en arabe tous les ouvrages grecs. De cette façon, les Arabes échappèrent à l'enfance de l'art et des sciences ; ils prirent chez les Grecs, sous ce rapport, la civilisation toute faite ; et alors, ce ne fut plus que chez eux qu'on trouva des géomètres, des astronomes, des mécaniciens, des médecins, tandis que l'Europe entière était plongée dans l'ignorance. Cet état dura plus de quatre cents ans, depuis le huitième jusqu'au douzième siècle. Les Arabes s'attachèrent surtout à la médecine : ils créèrent, entre autres, deux écoles éternellement célèbres : l'École de Salerne, dans le royaume de Naples, et celle de Montpellier, où on ne lut, pendant longtemps, que les traductions latines des Arabes qu'on regardait comme les dieux de la médecine.

Dès le neuvième siècle les Arabes avaient donc commencé à faire de bons traités sur la médecine en général et sur la petite vérole en particulier. Voilà ce que les vaccinateurs savent, mais ils ne savent pas ou feignent d'ignorer sans doute que ces théories les Arabes les ont traduites des Grecs, que jusqu'au neuvième ou dixième siècle toute la médecine arabe n'est autre que la médecine grecque.

Or, si la petite vérole eût été ignorée des Grecs, les Arabes n'eussent certes pas manqué de faire mention de la découverte.

Les théories des médecins arabes, sans être tout à fait rigoureuses, présentent toutefois, nous l'avons déjà vu, une clarté, une précision rare et le caractère le plus ingénieux.

Nous citerons encore un passage de Rhazès [1], le

[1] Abubeker Rhazès, Persan d'origine, surnommé Rhazès parce qu'il était natif de la ville de Ray qui, dans le neuvième siècle,

plus célèbre et le plus remarquable d'entre eux : il donne de la variole une explication complexe au moyen de la comparaison la plus pittoresque.

Nous l'avons indiquée déjà, mais nous la croyons assez intéressante pour ne pas craindre de la citer en entier à cause de son importance dans notre question.

L'auteur recherche quelle est la cause efficiente de la petite vérole et s'attache à expliquer pourquoi tous les hommes y sont exposés :

« Le corps de l'homme, dit-il, depuis l'instant de « sa naissance jusqu'à la vieillesse tend toujours à la « sécheresse, ainsi le sang des enfants sera plus « abondant en humeurs que celui des jeunes gens, le « sang de ceux-ci plus abondant que celui des vieil- « lards, et il y aura en même temps beaucoup plus « de chaleur.

« C'est ce que Galien nous a déjà enseigné dans « un de ses commentaires sur les *aphorismes*, où il « dit : La chaleur chez les enfants surpasse en qualité « celle des jeunes gens; elle est d'une nature bien « plus véhémente.

« C'est pourquoi le sang des enfants du premier « âge ressemble à des sucs nouveaux tels que le *moût* « du raisin, qui n'ont pas encore éprouvé le mou- « vement de fermentation propre à leur donner une « parfaite maturité : ils n'ont pas encore été tra- « vaillés.

« Mais le sang des jeunes gens est semblable à des

était le siége d'une académie célèbre où l'on enseignait la philosophie, la médecine et les beaux-arts.

« sucs qui ont déjà fermenté et qui se sont dépouillés « de tout ce qu'ils avaient d'étranger, de toutes les « humeurs surabondantes et superflues, comme un « vin qui ayant déjà fermenté s'apaise et reste tran- « quille parce qu'il est fait.

« Le sang des vieillards au contraire ressemble à « un vin vieux qui a perdu toute sa force et qui est « sur le point de se glacer et de devenir aigre.

« La petite vérole survient lorsque le sang fer- « mente et qu'il se délivre de toutes les humeurs « superflues, ce qui arrive dans le temps qu'il change « de nature, qu'il passe d'un état à l'autre, c'est-à- « dire lorsque le sang des enfants qui ressemble au « moût du raisin se convertit en sang de jeunes gens « qui ressemble à un vin en maturité; ainsi on doit « comparer la fermentation de la petite vérole à celle « du moût qui fermente et bouillonne pour se con- « vertir en vin.

« C'est pour cette raison que les enfants, surtout « les mâles, ne peuvent point échapper au dévelop- « pement de la petite vérole, puisque le changement « du sang du premier au second état est inévitable; « et il arrive rarement que le tempérament des en- « fants soit tel, qu'il soit possible que ce changement « du premier au second état se passe peu à peu in- « sensiblement au point que l'effervescence ne soit « pas impétueuse et sensible : cela ne peut arriver « qu'aux tempéraments froids et secs. Mais celui des « enfants est entièrement contraire à cet état, ainsi « que leur régime qui ne consiste que dans le lait.

« Il en est de même de ceux de la seconde enfance;

« quoique leur nourriture soit différente, elle ap-
« proche plus de la première que celle des autres « hommes; le mélange des aliments est plus intime, « le mouvement de la digestion plus considérable; « c'est pour toutes ces raisons qu'il est rare qu'un « enfant soit exempt de la variole. »

Il est impossible, je crois, de trouver une comparaison plus ingénieuse; en effet, le rapprochement entre le règne végétal et le règne animal peut poursuivre et se compléter par les rapports qui se remarquent entre l'existence même de la plante et la vie physiologique de l'espèce humaine.

Ainsi, ces phénomènes observés sur les phases de notre sang se retrouvent dans la vie du végétal, que l'on peut aussi diviser en trois périodes. On observera les mêmes phénomènes, c'est-à-dire que la séve surabondante dans la première période acquiert dans la deuxième de nouvelles qualités; elle est dès lors moins aqueuse, plus chargée de matières alcalines ou résineuses. A la troisième période cette séve devient plus rare, et commence même à ne plus être portée jusqu'aux extrémités. Le végétal se dessèche, et, de même que le vieillard, cesse d'être.

Du reste, il est curieux de remarquer en passant, que les cas les plus nombreux de petite vérole se produisent juste aux saisons où la séve des végétaux se trouve naturellement dans un état de fermentation et d'effervescence, c'est-à-dire à la fin de l'automne ou au commencement du printemps.

Rhazès cite outre les Grecs tous les médecins célèbres qui l'ont précédé, et en réalité tous sont d'accord sur le principe du *germe inné*. Il cite Eusèbe et Nicéphore, qui ont vécu tous deux en Asie, l'un dans le troisième, l'autre dans le quatrième siècle, et qui ont décrit une éruption dont les symptômes présentent tous les caractères de la petite vérole ; il cite Aaron, prêtre et médecin d'Alexandrie 622 avant J.-C. ; Tobri, en 880, presque contemporain de Rhazès ; George, Isaac, Misné, Sérapion, le juif Abdus, Tarmadi, Bugajizu, Majershoye et bien d'autres encore. Sauf Misné et Sérapion, dont nous avons pu prendre connaissance, tous les autres sont complétement perdus, et leur témoignage ne nous arrive que sur la foi de Rhazès et aussi d'Avicenne, que nous ne devons pas oublier, car lui aussi a donné postérieurement à Rhazès (au dixième siècle) une théorie de la petite vérole, qui, tout en aboutissant à une erreur, pourtant part du principe invariable, chez tous les médecins arabes, du germe inné ; c'est-à-dire que tout en se trompant sur le caractère de l'élimination variolique, il considère néanmoins la petite vérole comme la simple élimination d'une matière hétérogène expulsée au moment où elle cesse d'être nécessaire à l'organisme. Il pense que l'humeur variolique est tout simplement le reste ou le superflu du sang dont le fœtus se nourrit dans la vie intra-utérine, et attribue sa malignité au trop fréquent usage du lait de jument et de chameau, dont l'enfant fait sa principale nourriture pendant les premières années.

On le voit, il est si bien convaincu que la variole est une simple sécrétion, qu'il accepte volontiers n'importe quelle conjecture sur cette sécrétion, plutôt que de songer un moment à y voir une maladie quelle qu'elle soit.

Tous les traducteurs latins des Arabes, à partir du Carthaginois Constantin, sont parfaitement d'accord en ce qui concerne l'interprétation des traités de la petite vérole. Nous pouvons les citer tous, depuis Constantin, au onzième siècle, Étienne Phil au douzième, et tous ceux qui vinrent après André Alpagus, Kirstenius, Gérard de Crémone, Armegandus, Blasius de Montpellier, tous sont d'accord, et leurs commentaires viennent apporter un témoignage de plus en faveur du germe inné. Nous n'avons pas besoin d'insister sur l'importance de l'école arabe et sur la valeur énorme des monuments qu'elle a laissés, des citations suffisent.

C'est l'enseignement des Grecs fécondé par des hommes d'un rare mérite; c'est encore aujourd'hui le principe, et sur quelques points le fond de la science.

En tous cas, nous nous appuyons moins encore sur leur opinion scientifique que sur leur témoignage; nous avons demandé à leurs œuvres, non pas la preuve théorique du germe inné, mais simplement la preuve historique de l'existence de la petite vérole dès les temps les plus reculés; nous nous en sommes servi uniquement pour confondre ceux qui n'ont pas su lire chez les Grecs les symptômes que nous trouvons si clairement décrits et si ingénieusement expliqués dans les traductions et les commentaires des Arabes.

La petite vérole est un travail presque physiologique : le fait est si vrai, qu'il a frappé les vaccinateurs eux-mêmes plus que les autres, et que c'est sur ce point là surtout que s'est acharnée leur imagination.

Ils ont fait une histoire spéciale de la petite vérole à l'usage de la vaccine ; ils ont dit, nous l'avons vu, c'est une peste, les Sarrasins l'ont introduite en France au sixième siècle. A ceux qui parlaient *germe inné*, et que cette origine, difficile à vérifier, ne satisfaisait pas, ils débitaient une foule d'histoires contemporaines : jamais, disaient-ils, la variole ne s'était développée spontanément ; c'était toujours par contagion, — et même quand l'accident arrivait en pleine mer, — il y avait toujours une brebis galeuse qui avait gâté tout l'équipage. Il suffit d'exposer ces naïves fourberies pour en faire ressortir le ridicule. Les vaccinateurs sont pourtant allés plus loin. On le croira difficilement ; mais le public avait si bien, si complétement, si facilement accepté l'ingénieuse légende de la variole importée en Europe par les Sarrasins au temps de Charles Martel, qu'on pouvait hardiment, pour la varioloïde, lui présenter un ana de même force. L'idée était louable, et tout à fait dans la tradition des vaccinateurs de la bonne école.

Donc un vaccinateur de principe, M. Moreau de Jonnès, osa raconter gravement, en pleine Académie, que *la varioloïde* ou petite vérole des vaccinés était une maladie nouvelle *importée en Europe à travers l'Amérique et l'Angleterre* sur des vaisseaux arrivant des Indes, où depuis bien longtemps déjà, ajoutait l'ingénieux narrateur, elle sévit avec une grande intensité.

Que dire d'une pareille naïveté? un pareil conte ne se discute pas, et pourtant il fut accueilli par les journaux étrangers. Nous le citons seulement pour montrer avec quelle assurance on a osé se jouer de l'Académie de médecine; et nous ne parlons pas seulement des narrateurs, des prétendus théoriciens; il y avait à cette époque des scènes qui semblaient des mystifications organisées; ils étaient deux, trois, quatre en même temps; les interpellations, les surprises, les réponses, tout semblait préparé, tant la réplique venait à point.

Aussi l'Académie s'y laissa complétement prendre; on conçoit ce qu'a de désolant pour la France ce rôle de dupe joué par un corps savant. On conçoit les conséquences d'un pareil patronage pour de pareilles assertions, qui doivent naturellement passer à l'état de dogmes et servir partout de point de départ aux recherches, aux théories, enfin qui doivent être articles de foi dans les discussions.

Que de soins! que de peines! quel interminable travail d'imagination pour soutenir une erreur qui devait frapper ses défenseurs plus que tous autres par la difficulté même de la défense, en présence de ces démentis que les faits venaient leur jeter à chaque instant.

Ne jamais voir les observations sous leur véritable jour, toujours tordre les faits pour en faire sortir les conclusions les plus illogiques, compromettre sa droite raison, épuiser son esprit, être à *quia* souvent, de mauvaise foi toujours, et tout ce travail de tant d'années pour élever un triste édifice qu'une heure de bon sens doit suffire à renverser.

Car, nous aurions pu nous dispenser de cette longue argumentation, et d'un seul mot mettre en déroute tout l'artifice.

L'homme n'est pas seul sujet à une épuration douloureuse pour le passage de l'enfance à l'adolescence; tous les animaux ont, eux aussi, leur petite vérole; pour eux comme pour nous elle est inévitable, pour eux comme pour nous elle est salutaire, et présente pourtant des accidents qui ne sont pas sans gravité.

Dira-t-on à l'Académie que les moutons du quatrième siècle ont gagné la clavelée *dans un voyage aux Indes*, et l'ont importée pour le malheur des moutons européens? Trouvera-t-on aussi quelque origine de l'autre monde pour la gourme et la crasse des chevaux, le cowpox de la vache, pour la maladie des chiens, des singes, le swin-pox des porcs et de tant d'autres, en un mot pour toutes les petites véroles des mammifères?

Et pourtant toutes ces maladies, qu'il faut bien accepter comme existant de toute éternité, dont il faut bien reconnaître *le germe inné*, toutes ces maladies sont analogues en principe à notre petite vérole; elles peuvent être prévenues chacune par l'inoculation de leur propre virus[1].

[1] C'est ainsi entre autres qu'on a diminué l'intensité de la clavelée des moutons en inoculant le virus aux agneaux.

M. Serres, dans un rapport fait à l'Académie des sciences, cite

Il faut bien en prendre son parti : d'un côté, les fables inventées pour les besoins de la cause sont trop ridicules ; de l'autre, les faits sont palpables ; d'ailleurs, les symptômes de variole, rapportés d'une manière plus ou moins explicite par les auteurs grecs ou latins, ne peuvent être considérés et traités comme des traditions mythologiques ; les Chinois n'ont pu s'entendre avec les Arabes, exprès pour faire la guerre au vaccin, plusieurs milliers d'années avant l'invention de la vaccine : de toute évidence il faut calmer un zèle dangereux pour tout le monde, renoncer aux frais d'imagination, et s'incliner devant l'évidence.

Jenner, du reste, n'ignorait pas la variole des espèces animales ; il avait exposé le premier que la matière qui s'écoule des ulcères des chevaux attaqués d'eaux aux jambes peut produire des pustules vaccinales.

Il avait essayé avec succès les vertus du cowpox

un fait de médecine comparée dans lequel il avoue que le claveau est la maladie innée ou la petite vérole des moutons. « On sait, dit cet auteur, que pour prévenir les ravages du claveau chez les moutons, les agriculteurs ont souvent recours à son inoculation. Dans toutes les contrées où le nourrissage des moutons est important, et où le claveau, sous lequel des moutons succombent, est fréquent, on a introduit l'inoculation : de telle façon, que chaque année on inocule tous les agneaux, en se servant du virus pris sur le moins malade, et en continuant toujours ainsi à ne transmettre que le virus du mouton le plus sain. Par ce procédé on obtient, à la deuxième transmission, un virus qui, plus tôt local, n'occasionne que très-rarement un claveau général, de façon que cette maladie des moutons (*qui est leur petite vérole*) devient très-douce et sans danger. »

sur la maladie des chiens. Depuis, ces expériences ont été tentées en grand nombre de fois[1].

Mais laissons parler Jenner; il s'adresse aux rédacteurs de la *Bibliothèque britannique :*

« Vous connaissez sans doute, dit-il, ce que l'on « appelle *la maladie des chiens;* vous savez que son « symptôme caractéristique est une espèce de râle « ou de toux rauque produite par les efforts que fait « l'animal pour expulser un fluide visqueux qui rem- « plit sa poitrine, et qui découle en même temps « abondamment de ses naseaux. *Tous les chiens sont « sujets à cette maladie.* Elle est si meurtrière en « particulier pour les chiens de chasse, qu'il en meurt « la moitié de ceux qui la prennent au chenil. J'en ai « disséqué un grand nombre, et j'ai constamment vu « que la cause de leur mort est une vraie inflamma- « tion de poitrine. Or, il paraît que les chiens sont « très-susceptibles de prendre la vaccine par inocu- « lation, et qu'elle produit en eux tous les symptômes « de la maladie dont je parle, mais d'une manière si « bénigne qu'il n'en meurt point, et cependant ils « sont, par là, mis à l'abri pour l'avenir. Sur quarante- « trois petits chiens vaccinés avec succès, il n'en est « pas mort un seul : tous se sont trouvés depuis inac- « cessibles à la contagion. »

Depuis Jenner, les mêmes expériences ont été ré-

[1] Dans la séance de l'Académie du 4 janvier 1837, M. Gérard, après avoir parlé des expériences faites sur le vaccin qu'il a découvert à Rambouillet, dit qu'il inocula ce virus plusieurs fois à des moutons, et qu'il obtint à la troisième génération de très-belles pustules.

pétées bien des fois; mais ce que ne disait pas Jenner, et ce que les expérimentateurs modernes ont été bien obligés de reconnaître, c'est que les chiens de chasse ainsi vaccinés n'ont pas la maladie en effet, mais qu'ils perdent le flair, l'agilité, en un mot toutes leurs qualités natives.

Il faut donc bien conclure qu'il ne s'agit encore ici que d'une sorte de variole : la crise est toujours la même, quant à l'objet et quant aux résultats.

Jenner connaissait aussi par expérience la variole des porcs; car il avait pris du virus sur un porc (*swin-pox*) pour vacciner son fils aîné.

M. Bousquet, dont le livre nous fournit ce document historique, laisse échapper à ce propos cet aveu notable :

« Le virus avait été pris sur un porc, dit-il, d'où « IL SEMBLERAIT QUE TOUTES LES PETITES VÉROLES « SONT DE MÊME FAMILLE ET TIENNENT LIEU L'UNE DE « L'AUTRE. »

M. Bousquet et les vaccinateurs reconnaissent donc que toutes les espèces animales ont une variole; alors à quoi bon tant de livres, de brochures et d'articles de journaux où ils affirment que notre petite vérole humaine n'est pas une maladie innée, mais importée au sixième siècle ou expédiée de l'étranger?

Ils reconnaissent donc l'analogie partout, excepté au point où elle est le plus frappante.

C'est la même maladie, ils le reconnaissent, mais chez tous les animaux elle est innée, — chez nous, point. Chez tous les animaux elle se produit spontanément, — chez nous, point. C'est clair.

LIVRE SEPTIÈME.

CONCLUSIONS GÉNÉRALES.

INOCULATION. — HOSPICES SPÉCIAUX.

Lorsqu'on a inventé la vaccine, on n'en était point aux recherches désespérées ; la petite vérole n'était pas alors, comme on pourrait le croire aujourd'hui, d'après le dire des vaccinateurs, un fléau sans digue et sans remède : non, le vaccin n'est pas venu comme le serpent de Moïse, au milieu d'un désastre que rien ne pouvait conjurer ; il n'est pas venu d'un seul trait tout sauver, tout calmer, tout guérir ; non, on n'attendait pas le vaccin ; non, on ne le demandait pas : *le besoin ne s'en faisait pas sentir*, la petite vérole était déjà fort modifiée, et les accidents étaient très-rares.

La médecine marchait sur ce point dans une voie normale de progrès : elle avait adopté l'*inoculation*, et ce système, sans accomplir absolument les desseins de la nature, rendait pourtant d'incontestables et immenses services.

C'était la petite vérole transmise artificiellement et dans de bonnes conditions; l'éruption, comme nous verrons tout à l'heure, était plus faible, la crise sans gravité. On en était quitte pour vingt ou trente boutons. Et cette épuration, insuffisante peut-être *pour la bonne et complète décharge de nature*, comme eût dit Ambroise Paré, suffisait pourtant à vous préserver sûrement de la grande crise et n'entraînait aucune des conséquences funestes du vaccin.

Mais aux premières années du siècle commençait déjà la divagation de la médecine, le goût des systèmes, des théories brillantes ; ce n'était plus le progrès lent et sérieux des anciens, leur observation précise, leurs dogmes prudents; on était disposé, non pas à regarder seulement la nature, mais à inventer à son propre usage une nature toute nouvelle pour faire rentrer de vive force les faits dans un réseau d'idées préconçues.

On se mettait, non plus à user de l'expérience patiemment capitalisée par plus de vingt siècles, mais à imaginer la médecine, je ne sais quelle médecine de fantaisie, tout comme on imagina trop longtemps des systèmes de philosophie.

La théorie complète nous échappe, le Créateur s'est réservé le secret de son œuvre. Or, au lieu de se contenter de ce qu'il nous permet d'entrevoir, de suivre autant que possible cette lumière, insuffisante sans doute pour assurer la science du médecin, mais qui au moins ne nous égare jamais, on a préféré imaginer des théories à tort et à travers : plus d'une fois on a cru pouvoir simplifier le traitement comme on avait simplifié en théorie toutes les questions préliminaires, et toujours une expérience cruelle venait bientôt brûler le novateur et l'innovation, et faire comprendre de loin en loin que tout est erreur, quand on s'écarte de la ligne indiquée par les anciens.

Ainsi entre autres fut mis en faveur le vaccin à titre de découverte brillante, de succès fabuleux ; il devait bien vite remplacer l'Inoculation qui, modeste comme la raison, ne promettait que ce que pouvait tenir la nature.

Or voilà qu'aujourd'hui aussi apparaît trop clairement le défaut du vaccin. Revenons donc aux principes, comme on a toujours dû y revenir après avoir plus ou moins longtemps sacrifié à tous les systèmes la santé et la vie humaine, revenons à l'Inoculation.

L'antiquité même de l'opération en montre assez l'excellence ; l'inoculation a été pratiquée sous mille formes, mais elle n'a jamais cessé d'être pratiquée.

Les Chinois, nous l'avons dit, la *semaient ;* pour eux, l'inoculation *Thchung-Teou,* consistait à prendre deux ou trois croûtes des pustules, appartenant à un enfant sain et robuste, à les réduire en poudre et à les appliquer sur un petit morceau de coton qu'ils introduisaient dans les narines du sujet qu'ils voulaient inoculer ; ils maintenaient ainsi ce tampon jusqu'à ce qu'il n'y eut plus doute sur la contagion.

Le docteur Kirk Patrick, dans son analyse de l'inoculation chez les Chinois, prétend, qu'aujourd'hui, au lieu de se servir des croûtes des pustules desséchées, ils trempent un petit morceau de coton dans la matière fraîche et fluide des pustules varioliques, et qu'ils l'introduisent sur-le-champ dans le nez.

En Afrique, dans l'intérieur du continent, au Sénégal, et chez beaucoup de nations noires, l'inoculation de la petite vérole est pratiquée de toute antiquité.

Cassem-Aga, envoyé de Tripoli à Londres, sous le règne de George Ier, déclara que l'inoculation de la petite vérole était si ancienne dans son pays, que personne ne pouvait en dire l'origine, et qu'elle était pratiquée, non-seulement par les habitants des villes, mais aussi par les Arabes errants.

Voici la forme de l'opération en usage en ce pays : on conduisait le sujet à inoculer chez un variolé dont les pustules étaient arrivées à leur complet développement ; l'inoculateur faisait une légère incision entre le pouce et l'index de chaque main, imprégnait ces incisions de pus, pris dans une des plus larges pustules du variolé, et couvrait la plaie avec un mouchoir pour le garantir du contact de l'air. L'éruption se développait ordinairement du quatrième au cinquième jour.

On lit dans le *Voyage de Bruce aux sources du Nil*, que l'inoculation est pratiquée dans la Nubie, de temps immémorial, par des négresses ou Arabes de Shilook, de Nubar, de Gubas, et par des esclaves de toute espèce qui viennent de Dyra et Tégla. Ce procédé s'appelle *tishjerée* et *tiddéré*, ou l'achat de la petite vérole. Ces femmes la communiquent au moyen d'une bande de toile de coton qu'elles ont imprégnée de pus variolique et qu'elles attachent au bras du sujet qu'elles veulent inoculer.

Ce qu'il y a de certain, ajoute ce voyageur, c'est qu'il n'y a pas d'exemple, soit au Sennaar, soit en Abyssinie, de récidive de variole.

Au Bengale et dans l'Indoustan, l'inoculation se pratique aussi de temps immémorial de la façon suivante : on prend un cordon de soie torse imbibé et pénétré de matière variolique ; on l'enfile dans une aiguille et on le passe dans l'épaisseur de la peau qui couvre le mollet ; on le retire le troisième ou le quatrième jour, et c'est ordinairement du cinquième au sixième jour que les premiers symptômes se manifestent.

Suivant d'autres auteurs, il est encore dans ces pays même un second procédé exercé par une tribu particulière de brahmes. Après avoir ordonné un certain jeûne de préparation, ces prêtres vont de maison en maison et font l'opération sur le seuil de la porte ; ils inoculent les hommes sur la partie externe de l'avant-bras et sur le coude, et les femmes sur les bras.

Après une friction de huit ou dix minutes avec une pièce d'étoffe, l'inoculateur pratique des incisions très-superficielles et applique sur les plaies un peu de coton imbibé de pus variolique et arrosé de deux ou trois gouttes d'eau du Gange. Pendant le temps que dure cette opération, il ne cesse de répéter certain passage d'un livre sacré auquel les brahmes donnent 3367 ans d'ancienneté.

Le lendemain matin, on doit verser de l'eau froide

sur la tête et sur le corps de l'inoculé et recommencer ainsi tous les jours jusqu'à ce que la fièvre paraisse. On ordonne aux malades d'ouvrir leurs pustules avec une épingle aussitôt qu'elles commencent à changer de couleur ; puis ils prescrivent l'abstinence de poissons, de beurre et de viandes.

Ces instructions données, le brahme exige de l'inoculé un *porjah*, à titre d'offrande à *Gooteka agooran*, c'est-à-dire à la *Déesse qui préside aux pustules*.

Rien, il me semble, ne peut prouver mieux l'éternité de la petite vérole que des cérémonies religieuses s'y rattachant.

Et l'inoculation pratiquée avec un égal succès dès les temps reculés jusqu'à la fin du siècle dernier doit nous inspirer toute confiance ; elle s'appuie d'ailleurs, comme on peut le voir, sur les meilleurs témoignages de la plus longue expérience : elle a pour garantie les plus grands noms du siècle dernier : les premiers propagateurs de l'inoculation en Europe sont Boerhaave, Morgagni, Jurin, Mead, Pringle, Middleton, La Condamine, d'Alembert, Antoine Petit, Voltaire, Huxam, Gaubius, Tronchin, Dodart, Chirac, Helvétius, Falconet, le célèbre évêque de Londres Warburson, etc.

L'inoculation présentait un seul inconvénient : il pouvait arriver (et il arriva même quelquefois) que la petite vérole très-bénigne des inoculés était propagée par simple contagion. On obvia bientôt à cet inconvénient en isolant les inoculés dans des maisons spéciales.

En 1774, la famille royale et la cour de France se firent inoculer ; l'opération qui eut un plein succès parut dès lors tellement simple, tellement inoffensive qu'elle fut, sans l'appât des primes, immédiatement popularisée. On ne se donnait même plus la peine de subir un traitement préparatoire ni de prendre la moindre précaution, et nombre d'inoculés affectaient de sortir et de se promener pendant la période d'éruption.

Catherine, impératrice de Russie, écrivait à Voltaire : « C'est bien la peine de faire tant de bruit « pour une pareille bagatelle et d'empêcher les gens « de se sauver la vie si aisément et si gaiement. » Elle se promena en voiture pendant le cours de son inoculation.

C'était charmant ! on trouvait je ne sais qu'elle satisfaction à braver un ennemi terrible auquel l'art avait coupé les griffes ; de cette opération inoffensive la mode avait fait une fantaisie, qui, pour quelques personnages excentriques, semblait ne pas manquer d'agrément.

En réalité, on en était quitte à bon marché ; car on payait à fort bon compte en quelque sorte une prime d'assurance.

Ce préservatif était rationnel, sérieux, on peut presque dire infaillible, car le docteur Mati, dans un mémoire qu'il publia sur l'inoculation et qui fut imprimé à Londres en 1764, dit que *sur deux cent mille personnes inoculées dans les États Britanniques, on n'avait pu jusqu'à ce jour apporter un exemple certain de récidive variolique.*

Par le fait on payait ainsi réellement le tribut à la nature, c'était bien la petite vérole, mais dans des conditions si douces que certains tempéraments chez lesquels il n'y avait pas lieu à élimination, éprouvaient simplement une fièvre variolique, à peine accompagnée de quelques pustules.

Constatons donc les immenses services rendus par l'inoculation jusqu'au moment où le vaccin est venu prendre sa place. Si cependant on veut comparer à cette éruption produite artificiellement le travail spontané de la nature, il faudra bien reconnaître qu'au point de vue de la perfection accomplie de l'économie humaine, il y a une différence notable toute à l'avantage de la petite vérole naturelle.

Mais, hâtons-nous de le dire, nous reconnaissons qu'on ne peut trouver comme rationnellement un meilleur préservatif de la petite vérole, que l'inoculation par la méthode abandonnée au commencement de ce siècle.

Pour le prouver, nous ne savons rien de mieux que d'exposer et de faire suivre pendant la durée de son développement l'affection variolique inoculée. Nous avons montré la petite vérole dans les conditions naturelles, il sera donc facile d'établir une comparaison utile.

Dans les derniers temps, l'inoculation, dont le mode opératoire avait été perfectionné, se faisait au moyen d'un petit nombre d'insertions du virus variolique pratiquées avec une lancette, exactement comme il a été d'usage depuis pour le vaccin qui a emprunté à sa devancière et la forme et les détails opératoires. Il est inutile de dire que l'opération est fort bénigne ; maintenant, quant à l'action du virus, elle n'est pas immédiate ; seulement, à la fin du second jour, on commence à l'aide d'une loupe à apercevoir, à chaque point d'insertion du germe variolique, une petite tache rouge semblable à une piqûre d'insecte.

Le troisième jour, la tache, toujours invisible à l'œil nu, s'élargit pourtant et présente déjà au toucher toutes les apparences d'un petit tubercule.

Le quatrième jour, le tubercule a pris au toucher la forme d'une lentille ; en réalité, l'examen à la loupe le prouve, ce tubercule est une petite vésicule remplie d'une humeur claire et séreuse.

Le cinquième jour, le phénomène est mieux caractérisé, et l'on peut l'observer à l'œil nu.

Le sixième jour, la pustule, d'abord rouge, blanchit et s'affaisse ; il se produit à l'entour une aréole rouge, et on remarque une petite inflammation locale ; le point d'insertion devient douloureux, parfois seulement sensible au toucher.

Le huitième jour, la période d'incubation est accomplie : le huitième jour enfin le virus a germé ; dès lors, il généralise la maladie qui jusque-là a paru toute locale ; on voit se développer d'une façon inoffensive les symptômes ordinaires qui caractérisent l'invasion de la variole naturelle. Cet état annonce et précède l'éruption générale, qui commence au visage et s'étend successivement au cou, à la poitrine et aux membres. Du reste, cette éruption ne se produit pas toujours d'une manière aussi complète : ordinairement elle se compose, en moyenne, de vingt ou trente boutons qui, dans l'espace de trois jours, entrent en suppuration ; l'éruption est trop faible, le plus souvent, pour amener la fièvre ; les boutons suivent paisiblement leur marche de développement et de dégénérescence : ils brunissent, se sèchent, disparaissent, et les inoculés ont traversé, sans y songer, la phase la plus dangereuse de la variole.

Ajoutons que les cicatrices sont nulles ou à peine perceptibles, excepté au point d'inoculation où la cicatrice est d'ordinaire fort marquée.

On le voit, il est impossible de subir plus doucement l'épreuve inévitable : en effet, ces résultats sont à peu près infaillibles ; on n'a pas été obligé d'inventer, comme pour le vaccin, la varioloïde afin d'excuser d'effroyables et nombreux accidents : *il n'y a peut-être pas épuration complète, mais certainement il n'y a pas répercussion.*

On peut donc considérer avec sécurité, comme faits acquis, les conséquences suivantes de l'inoculation :

On évite la petite vérole d'une manière certaine, la beauté est préservée, la santé à venir n'est pas compromise.

Les bienfaits de l'inoculation peuvent se formuler en chiffres ; La Condamine disait :

« La petite vérole est une loterie terrible : en ino-
« culant, on change les conditions de cette loterie,
« on diminue le nombre des billets funestes ; tous

« les siècles à venir envieront au nôtre cette dé-
« couverte.

« Car, ajoutait-il spirituellement, « la nature nous « décimait, l'art nous *millésime.* »

Nous le répétons, en nous résumant, il n'y a point d'antidote à la petite vérole, *il ne peut y en avoir.*

Payons notre tribut : il faut subir la loi de la nature ; gardons-nous surtout du préservatif mille fois plus dangereux que le prétendu mal dont il préserve.

Si nous tenons à atténuer la crise que le Créateur nous impose, au moins marchons dans le sens de la nature, *quò natura vergit;* revenons au premier moyen, moyen rationnel, logique : revenons à l'*inoculation.*

Si elle ne produit pas tout l'effet salutaire, si elle n'a pas l'action bienfaisante de la petite vérole naturelle, elle en supprime sûrement tous les accidents et jusqu'aux moindres dangers.

Deux mille ans d'une pratique continue ne permettent de douter ni de l'efficacité, ni du caractère inoffensif de ce procédé.

Le moyen donc de remédier immédiatement à la dégénérescence serait de faire cesser les vaccinations et de recourir à ce préservatif :

D'établir à cet effet dans toutes les grandes villes un HÔPITAL D'INOCULATION.

Dans cet hôpital on traiterait, non-seulement les variolés, mais aussi les affections scrofuleuses, cancéreuses, tuberculeuses, les angines varioleuses et enfin les fièvres typhoïdes, en un mot toutes ces maladies résultat d'une lymphe viciée, qui apparaissent tous les jours comme le cortége et le revenu régulier du vaccin.

On traiterait enfin, dans cet hôpital, toutes les maladies que nous avons signalées comme ayant même origine, même principe, et qui doivent nécessairement appeler le même remède, — LA PETITE VÉROLE.

Les sujets atteints de ces graves affections, traités dans le même hôpital que les varioleux, viendraient naturellement chercher le salut dans cette atmosphère terrible, devenu thérapeutique.

Là, grâce à l'influence variolique, comme nous l'avons montré, les phthisiques[1] trouveraient un moyen d'élimination des tubercules, les scrofuleux une force et une voie d'expulsion de la lymphe surabondante, les cancéreux une épuration naturelle du sang, enfin les sujets atteints des fièvres typhoïdes l'issue régulière du mal[2].

[1] Rien est-il plus douloureux que de voir arriver les phthisiques dans les hôpitaux ordinaires? Ils y entrent, tout le monde sait qu'ils n'en sortiront pas, qu'ils n'y obtiendront même aucun soulagement malgré tous les meilleurs soins.

Ils viennent chercher là un air vicié, saturé d'exhalaisons animales et putrides, par la réunion dans la même salle de nombreux malades; rien n'est plus contraire à l'amélioration de leur état. Personne ne l'ignore, et pourtant il faut bien les recevoir, les garder, passer chaque jour devant leur lit, donner chaque jour de vains conseils, de vains encouragements ; bienfaisance inutile, dévouement sans espoir, la dernière heure est prévue.

[2] L'action de cette atmosphère qui se dégage des pustules varioliques, absorbée par les voies respiratoires ou par les pores même de la peau, est le principal agent de contagion variolique;

Maintenant, si l'on songe que le moyen curatif proposé par nous vient à l'encontre des maladies les plus redoutées, les plus communes aujourd'hui, devant lesquelles la science est restée impuissante; si l'on songe qu'il doit être le point de départ de la *régénérescence*, il faudra bien reconnaître la nécessité d'un hôpital tel que nous le demandons.

Cet hôpital serait bientôt un des plus importants par le chiffre énorme des maladies de cette nature que nous observons aujourd'hui. Il aurait un double avantage, celui d'apporter un remède à ces épidémies qui, plus cruelles que toutes les autres, choisissent leurs victimes, s'adressent toujours à l'âge le plus intéressant de la vie humaine; et en outre celui de supprimer les dangers de la contagion, de la concentrer là juste où elle est salutaire et opportune, en un mot là où elle deviendrait un principe de guérison.

Les autres hôpitaux seront débarrassés des miasmes pestilentiels apportés et répandus chaque jour par les sujets atteints de ces affections, qui seraient désormais isolées; et les pauvres malades qui viennent réclamer des soins pour des cas peu graves ne seraient plus désormais exposés, comme cela arrive journellement, à contracter un germe de mort [1].

nous l'avons désigné sous le nom d'*aura variolica*. Cette exhalaison est tellement pénétrante que je ne puis approcher du lit d'un variolé sans éprouver à la peau et particulièrement à la face et sur les traces de ma *varioloïde* un sentiment particulier, un picotement *sui generis*.

[1] Dernièrement je visitais l'hôpital d'Amsterdam, où M. le pro-

En 1746, on avait établi à Londres, pour l'inoculation, un hôpital spécial; cet exemple avait été suivi à Bruxelles, et bientôt par toute l'Europe il s'était formé des établissements où se pratiquait exclusivement cette opération. Or, l'hôpital que nous proposons d'instituer présenterait non-seulement les avantages de ces établissements, qui, de l'aveu des vaccinateurs, ont rendu d'énormes services, mais aussi commencerait à réparer les malheurs causés par le vaccin.

AVANT TOUT, RENONÇONS AU VACCIN.

Si nous pouvons seulement obtenir du gouvernement la suppression de cette contrainte, digne des temps barbares, qui livre d'autorité au vaccin tous les enfants;

Qui ne permet l'entrée dans les services de l'État, qui ne permet même les simples avantages de l'éducation publique qu'au prix de cette funeste exigence;

Qui met la loi, ou plutôt une ordonnance imprudente, au-dessus de la conscience et du droit paternel;

fesseur Suringar et le docteur Coomans de Ruyter me signalaient le danger de placer dans les salles communes de médecine les sujets affectés de fièvres typhoïdes. M. Suringar les avait isolés dans des salles spéciales, mais les infirmiers étaient encore journellements victimes de leur service; lors même de mon voyage, trois d'entre eux étaient atteints.

Remarquons en passant qu'il serait facile d'obvier à cet inconvénient, en choisissant des infirmiers inoculés ou variolés.

Si, dis-je, nous pouvons seulement obtenir le libre arbitre sur ce point, nous nous croirons assez récompensé de nos travaux passés — et aussi de la lutte à venir.

Peu importe la résistance que je dois rencontrer : je m'y attends ; car toute idée nouvelle est toujours plus ou moins violemment contestée ; toute vérité, avant d'être vérité, reste plus ou moins longtemps à l'état de paradoxe ; tout novateur, avant d'être accepté comme novateur, doit passer visionnaire. Il a contre lui ceux qui n'ont rien fait, ceux qui ne veulent plus rien faire, et la foule de ceux qui ne comprennent pas. Pour arriver au grand jour, pour se faire reconnaître, il est obligé de pousser péniblement une effroyable trouée à travers la routine épaisse, la mauvaise foi, l'inintelligence.

FIN.

TABLE DES MATIÈRES.

FIN.

Paris. — Imprimerie de GUSTAVE GRATIOT, 30, rue Mazarine.

Catalogue de la BIBLIOTHEQUE CHARPENTIER.

LITTÉRATURE FRANÇAISE.

XVe au XVIIIe siècle.

		vol.
Le roi Louis XI.	100 Nouvelles nouv..	2
Rabelais.	OEuvres.	1
B. de Verville.	Moyen de parvenir..	1
B. des Périers.	Contes et joy. Devis.	1
Malherbe.	Edit. Andr. Chénier.	1
Satire Ménippée.	Edition Ch. Labitte.	1
Bossuet.	Histoire universelle.	1
Lesage.	Gil Blas	1
Prévost (l'abbé).	Manon Lescaut . . .	1
J.-J. Rousseau.	Emile.	1
—	Nouvelle Héloïse. . .	1
—	Confessions	1
André Chénier.	Poésies complètes . .	1
M.-J. Chénier.	Poésies.	1

CLASSIQUES FRANÇAIS
éditions variorum
DE CHARLES LOUANDRE

Montaigne.	Essais, éd. complète..	4
Corneille (P. et T.)	OEuvres	2
Molière.	OEuvres complètes. .	3
Pascal.	Pensées	1
—	Lettres provinciales.	1
La Bruyère.	Caractères.	1
J. Racine.	Théâtre complet . . .	1
Boileau.	OEuvres poétiques. .	1
La Fontaine.	Fables	1
—	Contes et Nouvelles..	1
Voltaire.	Siècle de Louis XIV.	1

Mémoires et Correspondances
sur l'Histoire et la Société françaises.

Agrip. d'Aubigné.	Mémoires.	1
Voiture.	Lettres et Poésies. .	1
Motteville (Mme).	Mémoires.	4
Montpensier (Mlle).	Mémoires.	4
Bussy Rabutin.	Correspond. inédite.	2
Maintenon (Mme).	Lettres sur l'Educat.	1
—	Entretiens *idem.*	1
—	Lettres hist. et édif..	2
—	Correspondance gén.	4
—	Conversat. et Proverb.	1
—	Mémoires sur elle. .	2
Chambrun (de).	Persécut. des Protest.	1
Orléans (Duch. d').	Correspondance. . .	2
L'Avocat Barbier.	Journal sur le XVIIIe siècle. . .	2
Oberkirch (Mme d').	Mémoires.	2

XIXe siècle.

Aimé Martin.	Education des mères.	2
Barante (de).	Tableau de littérature	1
Brillat-Savarin.	Physiologie du Goût.	1
Benjam. Constant.	Adolphe	1
Delécluze.	Romans, contes, etc.	1
Desplaces (A.).	Les Poëtes vivants.	1
Duras (Mme de).	Ourika. Edouard. . .	1
Ferry.	Voyage au Mexique..	1
Gautier (Théoph.)	Poésies complètes . .	1
—	Voyage en Espagne.	1
—	Nouvelles	1
—	Mademois. Maupin..	1
Gérard de Nerval.	Voyage en Orient. .	2
Girardin (Mme de).	Lettres parisiennes. .	1
Guizot.	Essais sur l'histoire.	1
Jurien	Guerres maritimes. .	2
—	Voyage en Chine. .	2
Krudner (Mme de).	Valérie	1
Laprade (V. de).	Poëmes évangéliques.	1
Lavallée (Théop.).	Hist. des Français. .	4
—	Géographie.	1
Maistre (Joseph).	Du Pape.	1
—	Lettres, etc., etc. . .	2
Maistre (Xavier).	OEuvres complètes .	1
Mérimée (P.).	Chroniq. Charles IX.	1
—	Colomba, etc., etc. .	1
—	Clara Gazul.	1

		vol.
Mignet.	Hist. de Marie Stuart.	2
—	Notices.	2
—	Antonio Pérez. . . .	1
—	Mémoires historiques.	1
Millevoye.	Poésies	1
Monnier (H.).	Bourgeois de Paris. .	1
Musset (Alfred).	Premières poésies. . .	1
—	Poésies nouvelles. . .	1
—	Comédies, éd. compl.	2
—	Confess. d'un Enfant.	1
—	Nouvelles.	1
—	Contes	1
Musset (Paul).	Les Originaux.	1
—	Femmes de la Régence	1
—	Mémoires de Gozzi. .	1
—	Nouvelles italiennes.	1
—	Voyage en Italie. . .	1
—	Le Nouvel Aladin. .	1
Planche (Gust.)	Portraits et critiques.	2
Nodier (Charles).	La Révolution et l'Empire.	2
—	Souven. de Jeunesse.	1
—	Contes de la Veillée.	1
—	Contes fantastiques.	1
—	Nouvelles.	1
—	Romans.	1
S.-Marc-Girardin.	Cours de littérature.	3
—	Essais de littérature.	2
Sainte-Beuve.	Tabl. de la poésie . .	1
—	Volupté	1
—	Poésies complètes . .	1
Saintine.	Picciola.	1
Sandeau (Jules).	Marianna	1
—	Docteur Herbeau . .	1
—	Fernand. . . . . . . } Vaillance et Richard }	1
—	Valcreuse	1
—	Chasse au roman . . } Mlle de Sommerville }	1
—	Madeleine.	1
—	Mlle de la Seiglière..	1
Senancour.	Obermann	1
Staël (Mme de).	Corinne	1
—	Delphine.	1
—	De l'Allemagne. . . .	1
—	Révolution française.	1
—	Mémoires.	1
—	De la littérature. . .	1
Valmore (Mme)	Poésies	1
Vigny (Alfred)	Cinq-Mars	1
—	Stello	1
—	Nouvelles.	1
—	Théâtre.	1
—	Poésies	1
Weiss.	Réfugiés Protestants.	2
Vitet.	Etudes s. l. beaux-arts.	2

Bibliothèque latine-française.

Tacite.	Traduct. Louandre..	2
Jules César.	Traduct. Louandre..	1
Horace.	Traduction Patin. . .	2
Suétone.	Trad. Pessonneaux. .	2

Bibliothèque grecque-française.

Aristophane.	Comédies, tr. nouv. .	2
Aristote.	Politique, etc., etc.	1
Démosthène.	Chefs-d'œuvre.	1
Diogène Laerte.	Vies d. Philosophes.	2
Eschyle.	Théâtre, tr. Pierron	1
Euripide.	Théâtre, tr. nouv. .	2
Hérodote.	Histoire, tr. Larcher.	2
Homère.	Illiade, tr. Dacier. .	1
—	Odyssée, tr. Dacier..	1
Héliodore.	Théagènes, Chariclée.	1
Longus.	Daphnis et Chloé, etc.	1
Marc-Aurèle.	OEuvr., tr. Pierron.	1
Moralistes grecs.	Socrate, Epictète . .	1
Platon.	La République. . . .	1
—	Les Lois	1
—	Dialogues biograph.	2
—	Dialogues métaphys.	2

		vol.
Plutarque.	Grands Hommes, traduction Pierron	4
Sophocle.	Théâtre, trad. nouv.	1
Thucydide.	Histoire, tr. Zevort.	2
Xénophon.	OEuvres, tr. Dacier .	2

Bibliothèque anglo-française.

Mss. B. Stowe.	Oncle Tom, t. Belloc.	1
—	Nouvelles américaines	1
Lingard.	Hist. d'Angleterre. .	6
Milton.	Paradis perdu	1
Macaulay.	Révolution de 1688.	2
Shakspeare.	Trad. B. Laroche. . .	6
Sterne.	OEuvres	2
Goldsmith.	Vicaire de Vakefield.	1
Fielding.	Tom Jones. t. Wailly.	2
Emerson.	Philosophie.	1

Biblioth. allemande-française.

Goethe.	Théâtre, t. Marmier.	1
—	Faust, tr. H. Blaze.	1
—	Wilhelm Meister, t. n.	2
—	Werther, t. P. Leroux.	1
—	Affinités, t. Carlowitz	1
—	Poésies, tr. H. Blaze.	1
—	Mémoires, t. Carlowitz	2
Schiller.	Théâtre, tr. Marmier.	3
—	Guerre de 30 ans . .	1
—	Poésies, tr. Marmier.	1
Klopstock.	La Messiade, tr. n.	1
Hoffmann.	Contes, tr. Marmier.	1
Poëtes du Nord.	Chants populaires.	1
Conteurs allem.	Nouvelles allemandes.	1

Biblioth. italien.-espag.-franç.

Le Dante.	Divine Comédie, etc.	1
Le Tasse.	Jérusalem délivrée. .	1
Manzoni.	Les Fiancés	1
Silvio Pellico.	Mes Prisons, t. Latour	1
Machiavel.	Hist. de Florence. .	1
—	OEuvres politiques.	1
—	OEuvres littéraires. .	1
Cervantès.	Don Quichotte.	2

Religion et Philosophie.

Saint-Augustin.	Confessions, t. S.-V.	1
—	Cité de Dieu, trad. de M. Emile Saisset. .	4
Bossuet.	Hist. des Variations.	3
—	Elévations (Myster.).	1
—	Méditations (Evang.)	1
—	OEuvres philosoph. .	1
Fénelon.	OEuvres philosoph. .	1
Descartes.	OEuvres, éd. Simon.	1
Malebranche	OEuvres, éd. Simon.	2
Leibnitz.	OEuvres, éd Jacques.	2
Bacon.	OEuvr., éd. Riaux. .	2
Euler.	Lettres à une princesse	1
Emile Saisset.	Philosophie-Religion	1
Saurin.	Sermons.	1

Ouvrages divers.

Quatrefages.	Souv. d'Naturaliste.	2
Cabanis.	Du Physique et du moral de l'homme.	2
Bichat	Vie et Mort.	1
Zimmermann.	De la Solitude	1
Roussel.	Syst. de la Femme. .	1
J. Liebig.	Nouvelles Lettres sur la Chimie.	1
Mahomet.	Le Koran	1
Confucius.	Les 4 liv. de la Chine.	1
D'Houdetot	Le Chasseur rustique	1
—	Petite Vénerie. . . .	1
Éméric David.	Sculpture antique. .	1
—	Sculpture française.	1
—	Vies des Artistes. . .	1
—	Notices historiques. .	1
—	Peint. au moyen âge.	1

Près de 300 vol. — Prix de chaque volume : 3 fr. 50 c.

G. Gratiot, rue Mazarine, 30.

www.ingramcontent.com/pod-product-compliance
Ingram Content Group UK Ltd.
Pitfield, Milton Keynes, MK11 3LW, UK
UKHW021051220726
13924UKWH00005B/2078

9 782019 662141